がん消滅

今あるがんが崩壊する
フェロトーシス誘導療法

銀座東京クリニック
福田一典

彩図社

はじめに

私は2002年にがんの補完・代替療法を目的とした自由診療のクリニックを開設して、がん治療を行っています。

「補完・代替療法」というのは、標準治療の足りない部分を補ったり、標準治療の代わりに行われたりする治療法です。がん治療の副作用軽減や効果増強を目的とする他、標準治療が効かなくなり匙を投げられたがん患者の受け皿になっています。

食事療法、漢方治療、サプリメント、医薬品の適応外使用……この22年間で、世界で実践されている100種類以上の治療法を試してきました。効果が確認できないものはリストから消えていき、有効性と安全性が確認できたものだけが残ってきました。

補完・代替医療としての漢方薬やシクロオキシゲナーゼ2阻害剤、メトホルミン、ケトン食など、有効なものは数多くありますが、その中でもとくに効果を実感しているのが、本書で解説しているアルテスネイトです。

アルテスネイトは、一般的にはマラリアの治療薬として知られています。

しかし、この薬にがん細胞を死滅させる効果があるという基礎研究が、１９９０年代から行われてきました。人間にも効果を認めた症例も報告されていたのです。

がん細胞は鉄を多く含んでいますが、アルテスネイトはその鉄に反応し、活性酸素を産生して細胞に酸化傷害を引き起こすことで、がん細胞を死滅させます。鉄の含有量が少ない正常細胞は傷害を受けることなく、がん細胞だけを選択的に死滅させることができるのです。

２０１２年、米国のコロンビア大学の研究グループが「フェロトーシス（Ferroptosis）」という用語を提唱しました。フェロトーシスは、細胞内で鉄介在性に活性酸素やフリーラジカルが発生し、細胞膜の脂質の過酸化が生じて、細胞膜が破綻して起こる細胞死を指します。アルテスネイトの抗腫瘍効果は、そのフェロトーシスという特殊な細胞死の誘導であることが明らかになったのです。

アルテスネイト単独では抗がん作用に限界があります。しかし、がん細胞内に活性酸素の産生を増やす方法や、細胞内の抗酸化システムを阻害する方法、細胞膜の過酸化脂質の蓄積を高める方法などを併用することによって、フェロトーシス誘導作用を強化できることが多くの研究グループから報告されています。

近年、多くのがん研究者がフェロトーシス誘導療法に注目しています。フェロトーシス誘導作用のある新薬の開発も盛んに行われています。製薬企業にとっては特許の取れる新規の物質でないと利益が得られません。しかし、すでに使用できる安価な医薬品やサプリメントなどを組み合わせることでも、がん細胞に選択的にフェロトーシスを誘導することができます。そうした、すぐに実践できるフェロトーシス誘導療法を紹介するのが本書の目的です。

本書では、がんのフェロトーシス誘導療法を中心に、私が行っているがんの補完・代替療法について解説しています。

第1章では、がん細胞に活性酸素の産生を高めて、がん細胞を選択的に死滅できる理由を解説し、第2章ではフェロトーシス誘導療法の中心となるアルテスネイトについて解説しています。さらに、アルテスネイトによるフェロトーシス誘導を促進するさまざまな方法に関して第3章から第14章で紹介しています。そして第15章で、これらの複数の治療法を組み合わせることによって、がん細胞に選択的にフェロトーシスによる細胞死を誘導できるメカニズムを整理しています。

私は、本書で紹介したがんのフェロトーシス誘導療法を10年以上前から積極的に実践していますが、確実な有効性を多くの患者さんで経験しています。しかも、副作用はほとんど経験しないくらい極めて安全性の高いがん治療法です。

大きな腫瘍塊となった乳がんの患者さんにこの治療法を使って、がん組織が崩壊するように縮小した例もあります。患者さん自身が「がんが崩壊した」と表現するほど劇的な効果を経験しました。全身転移した進行がんでも、長期間延命している患者さんが多数いらっしゃいます。

フェロトーシス誘導をターゲットにしたがん治療の有効性を示す研究報告が増えています。私自身の多数の臨床経験からも、この治療法の有効性と安全性を確認しているので、本書にまとめました。

この新しいがん治療法を多くのがん患者さんに知っていただきたいと願っています。

『がん消滅～今あるがんが崩壊するフェロトーシス誘導療法～』目次

【第3章】5－アミノレブリン酸と鉄剤はフェロトーシスを増強する……46

【第1章】活性酸素を増やすとがん細胞は死滅する

活性酸素は細胞にダメージ（酸化傷害）を与えます。そして、そのダメージが大きいと細胞死を引き起こします。選択的にがん細胞の活性酸素の産生を高め、酸化傷害によって死滅させることが可能である根拠を説明します。

●不対電子を持つ原子や分子をフリーラジカルという

酸素の働きの一つに「酸化」という作用があります。鉄くぎがいつのまにか赤くさびたり、ゴムが古くなると弾力を失ってボロボロになったりするのも酸化の結果です。

私たちの体内でも、呼吸によって取り入れられた酸素の一部が「活性酸素」と呼ばれる酸

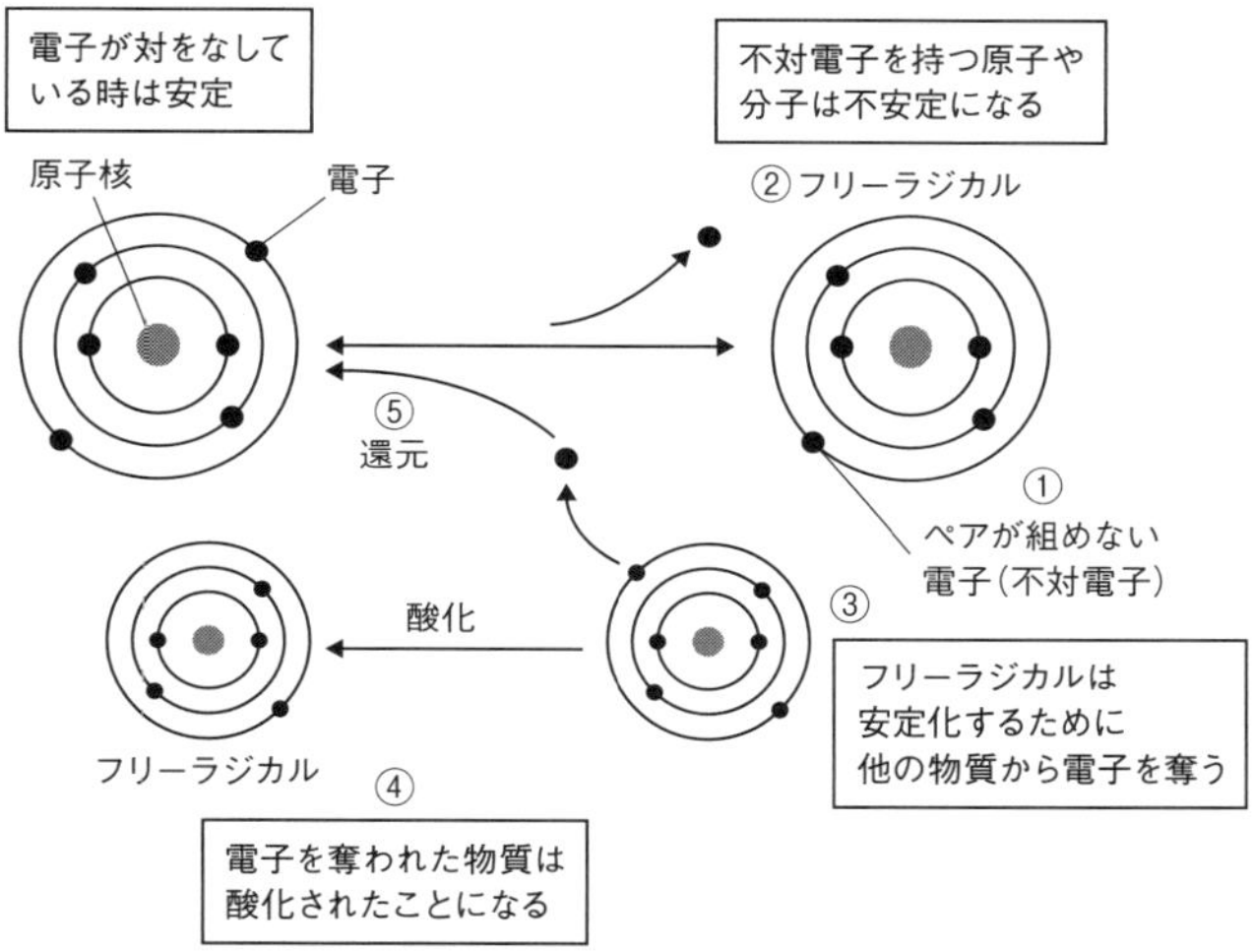

【図1】不対電子（①）を持つ原子や分子はフリーラジカルと呼ばれ（②）、他の物質から電子を奪おうとする（③）。電子を奪われた物質は酸化されたことになり、フリーラジカルになる（④）。電子を受け取った原子や分子は還元されたことになる（⑤）。

化力の強い分子に変化しています。活性酸素は細胞成分を酸化させ、老化を促進し、がんや動脈硬化など多くの病気の原因となっています。

すべての物質は原子からできています。原子というのは物質を構成する最小単位であり、原子核を中心にその周りを電気的に負（マイナス）に帯電した電子が回っています。

通常、電子は一つの軌道に2個ずつ対をなして収容されますが、原子の種類によっては一つの軌道に電子が1個しか存在しないことがあります。このような「不《ふ》対《つい》電《でん》子《し》」を持つ原子または分子を「フリーラジカル（遊離基）」と定義しています。

電子は軌道で対になっている時が、エネルギー的に最も安定しています。電子が1個しかないフリーラジカルは不安定で、他の分子から電子を奪い取って安定化しようとします。フリーラジカルは非常に反応性の高まっている原子や分子なのです。

「酸化」するというのは活性酸素やフリーラジカルが、ある物質の持っている電子を奪い取ることを意味します。酸化の定義は「電子を奪うこと」なのです。一方、ある物質が別の物質から電子をもらうことを「還元」といいます。フリーラジカルというのは、相手の電子を奪う（酸化する）性質がきわめて強いものです。（15ページ、図1）

●ミトコンドリアの酸素呼吸で活性酸素が発生する

それでは活性酸素はどのようにして体内で合成されるのでしょうか。

その仕組みを解説しましょう。

活性酸素は、細胞内のミトコンドリアが酸素呼吸をすることで発生しています。

細胞が生きていくために必要なエネルギーであるＡＴＰ（アデノシン３リン酸）は、細胞内のミトコンドリアで酸素を還元して水になる反応（電子伝達系）を使って産生しています。この過程では、１分子の酸素（O_2）は４つの電子（e^-）をもらって還元され、さらに水素イ

オン（H^+）と結合して水（H_2O）になります。（図２）

この反応過程で、酸素分子に不完全に電子が渡されます。すると部分的に還元された分子が発生して活性酸素になるのです。

たとえば、酸素分子は16個の電子を持っていますが、活性酸素の一種であるスーパーオキシド（O_2^-）は17個の電子を持っています。そのうち1個が不対電子になり、フリーラジカルとなるのです。

スーパーオキシドは、スーパーオキシド・ディスムターゼという酵素によって過酸化水素（H_2O_2）に変わり、過酸化水素はカタラーゼという酵素で水（H_2O）と酸素（O_2）に変換されて除去されます。このとき、スーパーオキシドや過酸化水素の一部は鉄イオンや銅イオンと反応し、ヒドロキシルラジカル（・OH）と呼ばれるフリーラジカルを発生させます。

本来、体内では鉄や銅はタンパク質と結合して存在しています。しかし、がん組織や炎症が起こっている部位には、こ

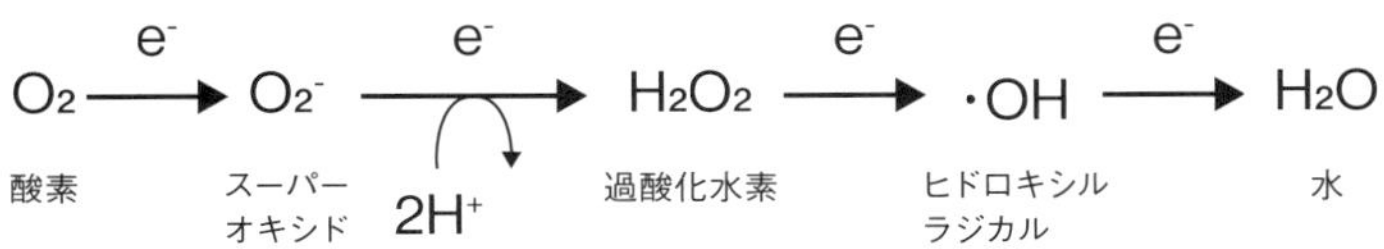

【図2】TCA 回路（クエン酸回路）で NADH と FADH として捕捉された電子（e^-）は、ミトコンドリア内の電子伝達系で酸素を４原子還元して水（H_2O）を生成する。その過程で、スーパーオキシド（O_2^-）や過酸化水素（H_2O_2）やヒドロキシルラジカル（・OH）といった活性酸素が発生している。

れらの金属はイオンの形で存在しています。それらの鉄や銅の金属イオンが触媒となり、大量のヒドロキシルラジカルを産生するのです。

また、誘導型一酸化窒素合成酵素によって炎症細胞から産生される一酸化窒素（NO）とスーパーオキシド（O_2^-）が反応すると、ペルオキシナイトライト（・$ONOO_2^-$）という酸化力の強いフリーラジカルが発生します。（図3）

●がん細胞のミトコンドリアは活性酸素が出やすい

細胞のエネルギーであるATP（アデノシン3リン酸）は、細胞質の解糖系とミトコンドリアでの呼吸鎖（酸化的リン酸化）によって産生されます。

解糖系では酸素を使わずに、グルコース1分子当たり2分子のATPを産生します。

一方、ミトコンドリアでは酸素を使い、グルコース1分子当たり32分子のATPを産生します（注：酸化的リン酸化で生成するATPの量は確定しておらず、1分子のグルコース当たり30〜38分子とさまざまな説がありますが、ここでは米国の生物学の教科書である〝Life：The Science of Biology〟の記述に準拠して32分子にしています）。

細胞内における活性酸素は、おもにミトコンドリアにおける酸素を使ったエネルギー産生過程で発生しますが、正常細胞ではミトコンドリアにおける物質代謝やエネルギー産生過程

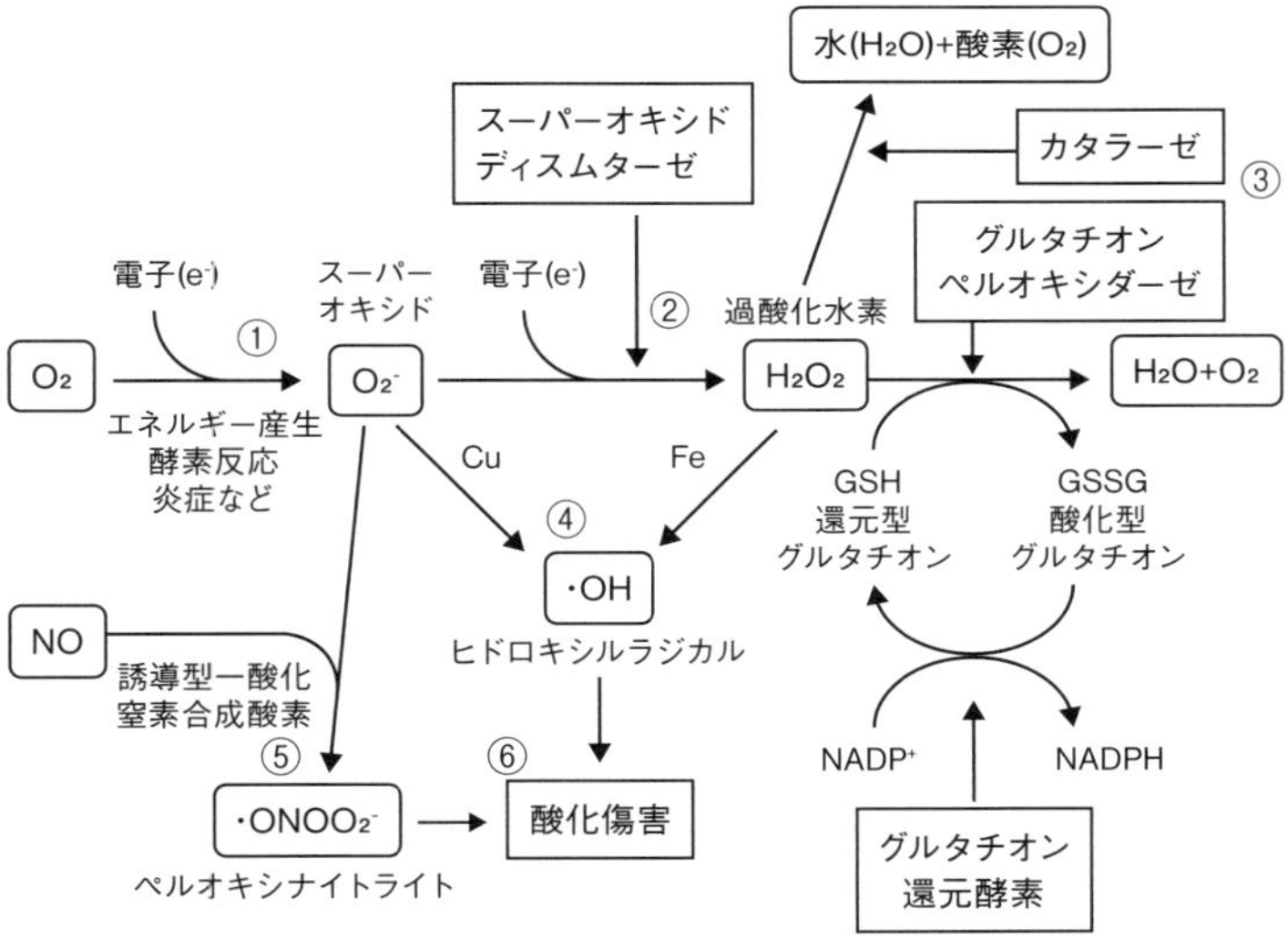

【図３】酸素（O_2）がエネルギー産生過程などで１電子還元され、スーパーオキシド（O_2^-）が発生する（①）。スーパーオキシドはスーパーオキシド・ディスムターゼによって過酸化水素（H_2O_2）に変わり（②）、過酸化水素はカタラーゼやグルタチオン・ペルオキシダーゼによって水（H_2O）と酸素（O_2）に変換されて無毒化される（③）。スーパーオキシドや過酸化水素の一部は鉄イオンや銅イオンと反応してヒドロキシルラジカル（・OH）が発生する（④）。誘導型一酸化窒素合成酵素によって炎症細胞から産生される一酸化窒素（NO）とスーパーオキシドが反応すると、ペルオキシナイトライト（・$ONOO_2^-$）という酸化力の強いフリーラジカルが発生する（⑤）。ヒドロキシルラジカルとペルオキシナイトライトは細胞や組織を酸化してダメージを与える（⑥）。

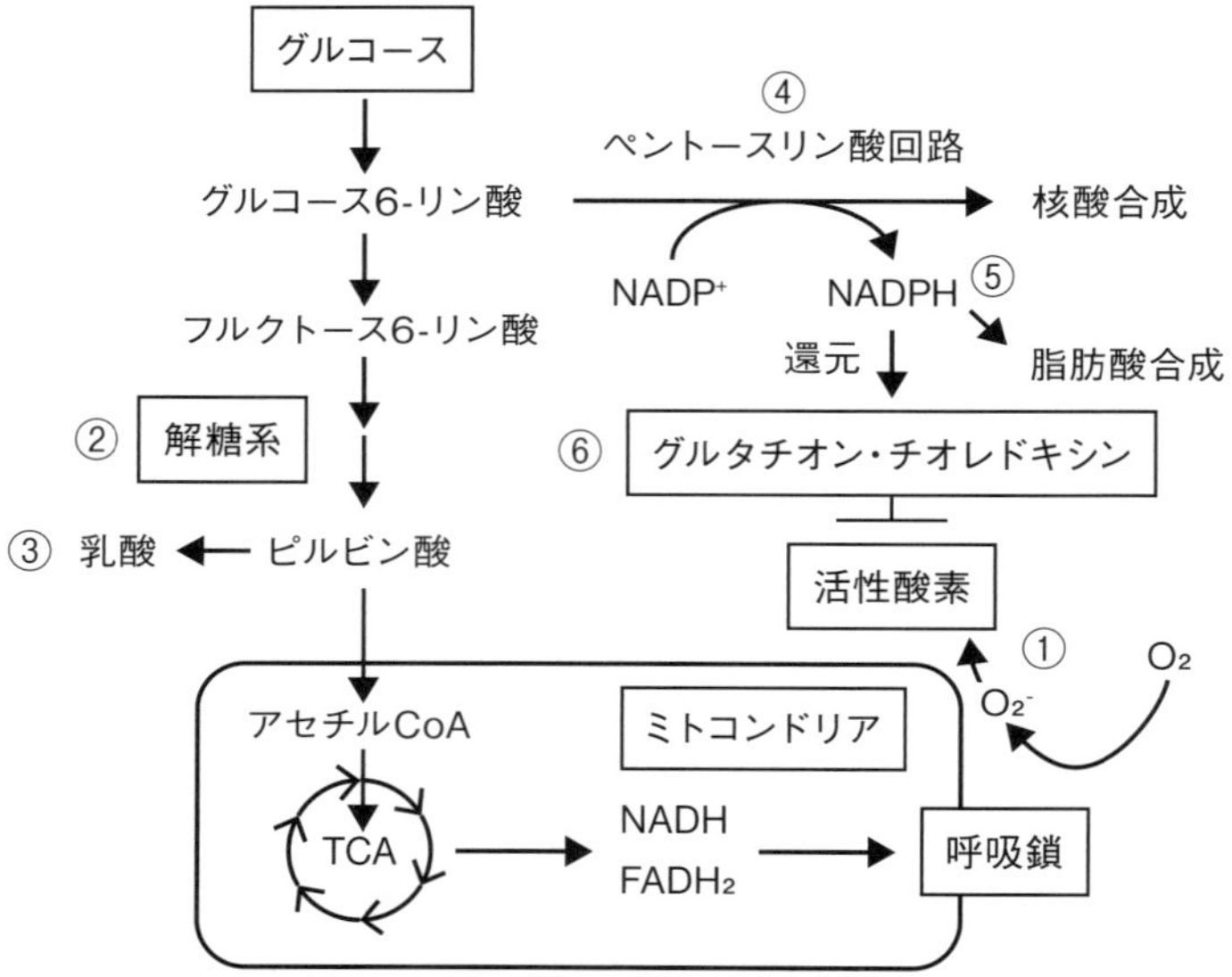

【図4】がん細胞はミトコンドリアの呼吸鎖の異常によって、酸素を使ってATPを産生すると活性酸素の産生量が増える（①）。がん細胞は解糖系（②）が亢進し、乳酸（③）の産生が増えている。また、ペントースリン酸経路（④）が亢進し、この経路でできるNADPH（⑤）はグルタチオンやチオレドキシンを還元して活性酸素を消去する（⑥）。

は整然とコントロールされており、活性酸素の発生は最小限に抑えられています。

一方、がん細胞ではミトコンドリアにさまざまな異常が起こっています。ＡＴＰを産生する呼吸鎖にも異常が起こっており、酸素を使ったエネルギー産生過程で大量の活性酸素が発生しやすくなっています。分かりやすく例えると、排気ガス処理装置が壊れた自動車が有害なガスを撒き散らすのと同じ状態です。

がん細胞は、ミトコンドリアでの酸素消費を増やすと活性酸素の産生も増えます。活性酸素が増えれば、それだけ細胞がダメージを受け、自滅するリスクが高くなります。

そのため、がん細胞は酸素が十分に利用できる条件でも、ミトコンドリアでのＡＴＰ産生は抑制し、解糖系でのＡＴＰ産生を行っています。がん細胞では、わざわざ効率の悪い解糖系でエネルギー産生を行う必要があるため、グルコースの取り込みと解糖系の亢進《こうしん》（過剰になること）が起こっているということになります。

また、がん細胞ではグルコース‐６‐リン酸からのペントースリン酸経路での代謝も亢進しており、この系で産生されるNADPH（還元型ニコチンアミドアデニンジヌクレオチドリン酸、nicotinamide adenine dinucleotide phosphate）が細胞内の酸化ストレス軽減のために利用されます。つまり、がん細胞はミトコンドリアでの酸素呼吸による活性酸素の発生を防ぐ必要があるため、必然的に酸素を使わない解糖系の活性が亢進しているのです。（図４）

●放射線と抗がん剤は活性酸素でがん細胞を死滅する

がんの治療には、しばしば放射線が用いられます。実は、その放射線治療にも活性酸素が大きく関与しています。

がん細胞に対する放射線治療の効果は、細胞のDNA分子の傷が多く蓄積することによって現れます。DNA傷害には、放射線がDNA鎖を直接傷つける「直接作用」と、水の放射線分解によって発生するヒドロキシルラジカルがDNA鎖を傷つける「間接作用」の二つが関係していると考えられています。多くの抗がん剤においても、細胞に傷害を与え細胞死が実行される過程で活性酸素種が関与しています。（図5）

●酸化ストレスには良い面と悪い面の2面性がある

細胞内外からの活性酸素やフリーラジカルによって細胞が酸化傷害を受ける状況を、「酸化ストレス」といいます。

この酸化ストレスには、良い面と悪い面があります。

細胞がミトコンドリアで酸素呼吸を行うと活性酸素が発生します。また、炎症が起こると炎症細胞から活性酸素やフリーラジカルの産生が増えます。そうして発生した活性酸素やフ

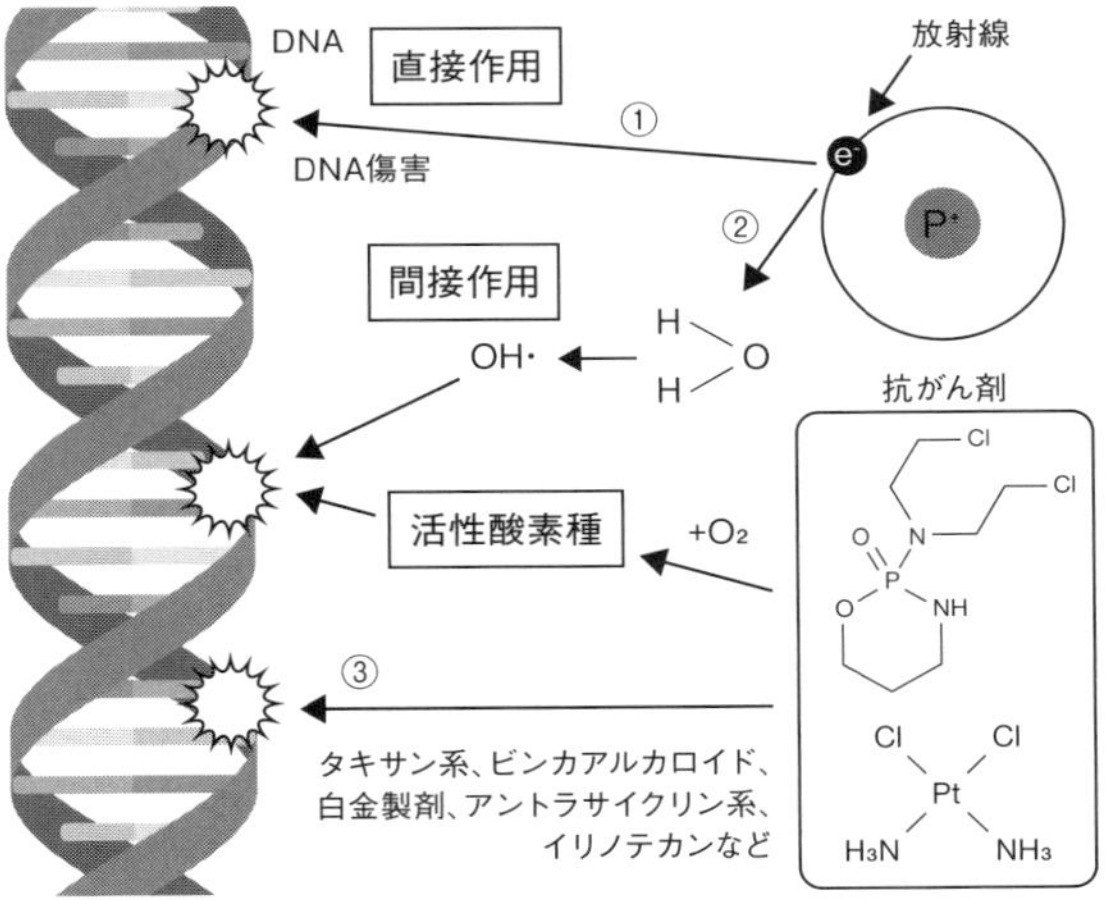

【図5】放射線が DNA を構成する分子の電子をはじき飛ばす（電離）ことによって、分子間の結合を切断して直接的に DNA を傷害する（①）。さらに、放射線は組織の水分子（H_2O）を電離してヒドロキシルラジカル（OH・）を発生させ、DNA 分子に間接的にダメージを与える（②）。抗がん剤の多くも、細胞死を誘導する過程で活性酸素の発生が関与している（③）。

リーラジカルはＤＮＡやタンパク質、脂質と反応してＤＮＡの変異や細胞のダメージを生じさせます。その結果、がんの発生や再発を促進し、がん細胞の増殖や悪性進展を促進します。これが酸化ストレスの悪い面です。

　この酸化ストレスの増加に対して、細胞は活性酸素を消去する酵素（スーパーオキシド・ディスムターゼ、カタラーゼ、グルタチオン・ペルオキシダーゼ、チオレドキシン還元酵素など）の発現や活性を高めたり、フリーラジカルを消去するグルタチオンなどの抗酸化物質の生成を高めたりするなどして、酸化ストレスを軽減しようとします。細胞の抗酸化力を高めることはがん細胞の発生や悪性進展につながるので、「抗酸化力を高めることは、がんの発生や再発の予防に役立つ」というのが、がん予防の研究領域のコンセンサスになっています。

しかしその一方で、がん細胞はこの抗酸化力を利用して治療に抵抗性になっていることが明らかになっています。前述のように、放射線治療や抗がん剤治療はがん細胞に酸化傷害を引き起こすことで、がん細胞を死滅させようとしています。これが「酸化ストレスの良い面」です。酸化ストレスには、がん細胞を増やすだけでなく、がん細胞を死滅させる作用もあるわけです。

がん細胞は正常細胞と同様に、酸化ストレスを軽減する仕組みを利用して放射線や抗がん剤に対して抵抗性を獲得しています。したがって、「放射線治療や抗がん剤治療を行うときには、がん細胞の抗酸化力を弱める方法は抗腫瘍効果を高めることができる」ということになります。

つまり、がんの発生や再発を予防するうえでは酸化ストレスを軽減することが良いのですが、放射線治療や抗がん剤治療などがん細胞を死滅させる場合は、がん細胞の酸化ストレスを強める方が良いのです。抗酸化剤はがん予防にはプラスに作用しますが、がん治療を受けているときはマイナスになります。これが、がんの予防と治療における「酸化ストレスの2

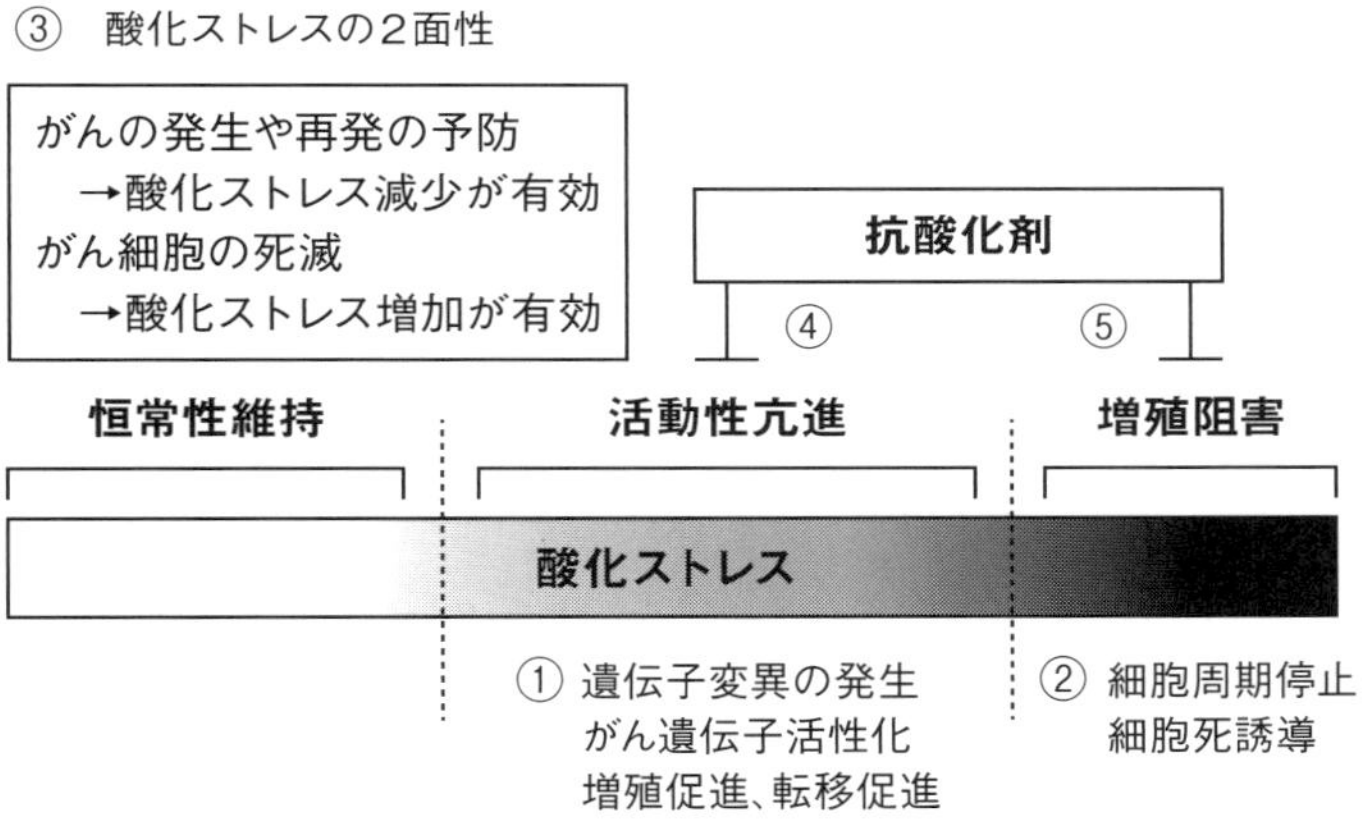

【図６】がん細胞内の酸化ストレスが増大すると、遺伝子変異の発生、がん遺伝子の活性化、細胞増殖や転移の促進が誘導され、がん細胞の悪性進展を亢進する（①）。酸化ストレスの増大がある閾値を超えると、細胞の酸化傷害が高度になって細胞機能が障害され、増殖が停止し、細胞死が誘導される（②）。がんの発生や再発を予防する目的ではがん細胞の酸化ストレスを軽減する治療が有効であり、がん細胞を死滅させる目的ではがん細胞の酸化ストレスを高める治療が有効という酸化ストレスの２面性がある（③）。抗酸化剤は酸化ストレスを軽減するため、中等度の酸化ストレスでがん細胞の活動性が高まる状態を抑制する（④）。一方、抗がん剤や放射線治療で高度の酸化ストレスを与えているときは、抗酸化剤は治療効果を阻害する（⑤）。

面性」です。

フェロトーシス誘導療法では、活性酸素を増やしてがん細胞を死滅させます。抗酸化剤が治療を妨げる、ということを理解しておくことが大切です。（25ページ、図6）

●ジェームズ・ワトソンが提唱するがんの酸化治療

酸化ストレスをがん治療に取り入れることを提唱しているのが、アメリカの分子生物学者、ジェームズ・ワトソン（James Watson）です。ジェームズ・ワトソンは、1953年（当時25歳）にフランシス・クリックらとDNAの分子構造を解明し、1962年にノーベル生理学・医学賞を受賞しています。分子生物学におけるトップレベルの研究施設であるコールド・スプリング・ハーバー研究所の会長や国立衛生研究所の国立ヒトゲノム研究センターの初代所長を務め、大統領自由勲章やアメリカ国家科学賞も受けています。

そのワトソン博士が主張するのが、「がん細胞の無制限の増殖の結果として必然的に生じる酸化ストレスに対するがん細胞の脆弱性をターゲットにしたがん治療」の重要性です。（巻末参考文献1）

がん細胞は恒常的な増殖活性を示すために、グルコースの取り込みと解糖系の亢進という特徴を持ちます。さらに、抗酸化システムを増強して酸化ストレスに対する抵抗性を高めて

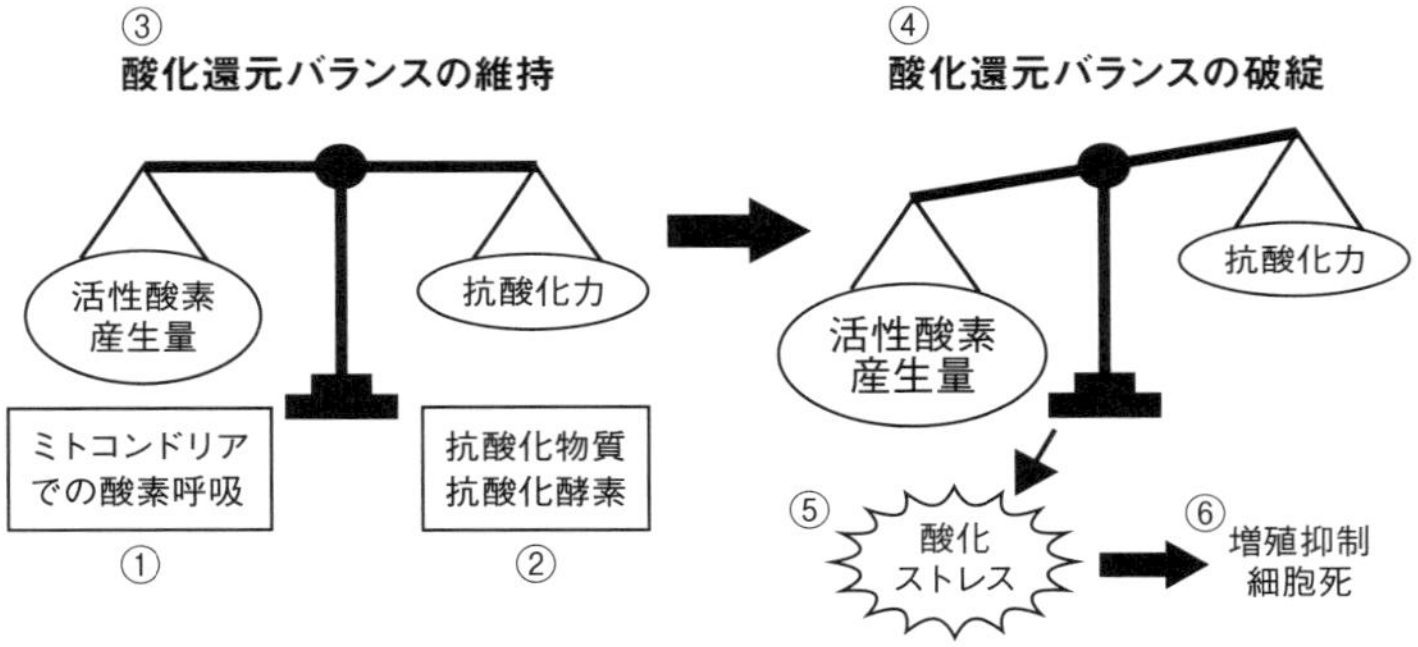

【図7】ミトコンドリアの酸素呼吸によって活性酸素が発生する（①）。活性酸素は細胞に酸化傷害を引き起こすが、細胞内には活性酸素を消去する抗酸化物質や抗酸化酵素による抗酸化力（活性酸素消去能）が存在する（②）。細胞内には活性酸素の産生増加に応じて、抗酸化酵素の発現や活性を亢進することによって抗酸化力を高めるメカニズムが存在し、酸化還元のバランスを維持することによって酸化傷害の発生を防いでいる（③）。しかし、細胞内の活性酸素の産生量が増えたり、抗酸化力が低下したりすると、酸化還元バランスが破綻して（④）、酸化ストレスが亢進し（⑤）、細胞の増殖が抑制され、細胞死が誘導される（⑥）。

細胞死を防いでいます。そのため、がん細胞はグルコースの取り込みや解糖系、抗酸化システムを阻害することで死滅させることができるという特徴があります。

たとえば、ミトコンドリアでの酸化的リン酸化を亢進すると活性酸素の産生が増えて酸化ストレスが増大し、細胞死を誘導できます。細胞内の酸化還元バランスを破綻させてがん細胞を死滅させる治療法の有効性を、ワトソン博士は主張しているのです。（図7）

●中途半端では逆効果になる

がん細胞内では活性酸素の産生

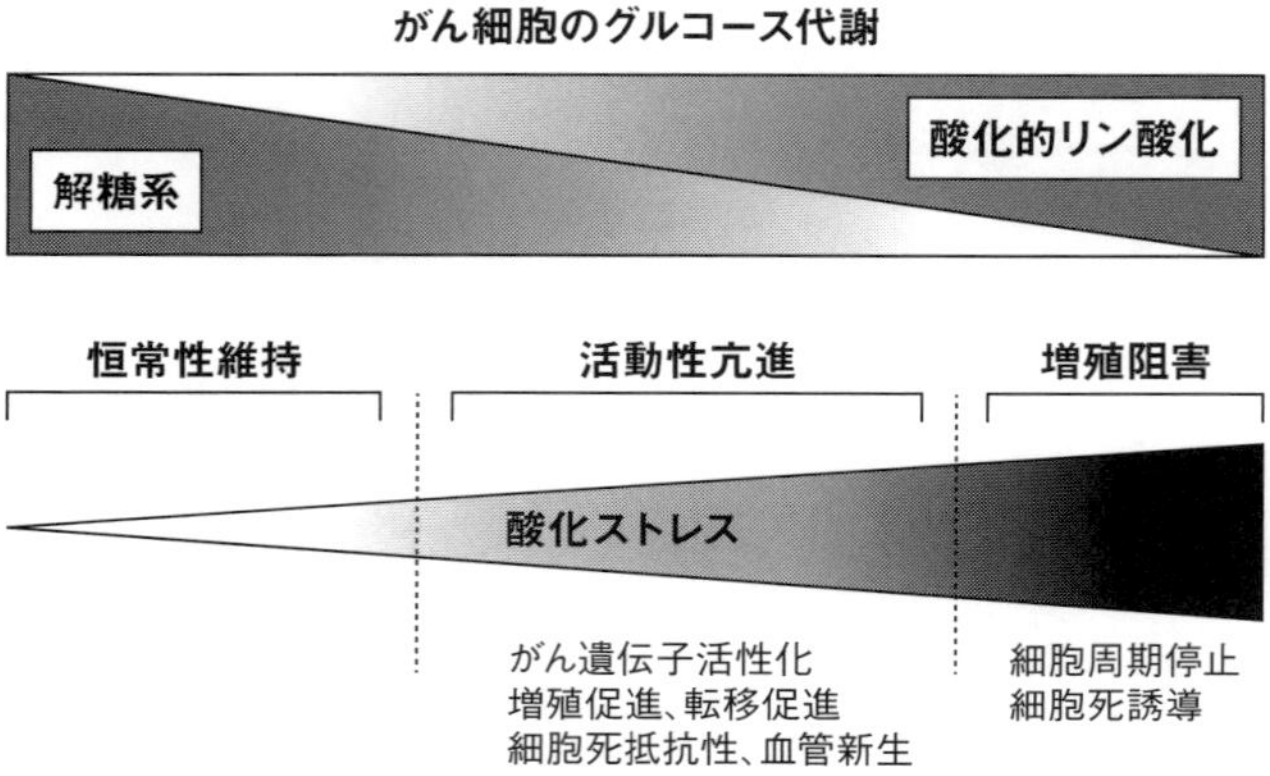

【図8】がん細胞でミトコンドリアでの酸化的リン酸化によるエネルギー産生を増やすと、活性酸素の産生が増え、酸化ストレスが高まる。中等度の酸化ストレス亢進はがん細胞の活動性を亢進し、増殖シグナルや血管新生を亢進する。高度の酸化ストレスの場合は酸化傷害によるダメージを受け、増殖が抑制され、細胞死が誘導される。がん細胞の酸化ストレスを高める治療では、徹底した酸化ストレスの亢進を目標にしなければならない。

増による酸化傷害を防ぐため、抗酸化システムが亢進しています。抗酸化システムの亢進には余分なエネルギーを使うため、酸化ストレスはがん細胞の増殖や転移の抑制につながります。したがって、がん細胞のミトコンドリアでの酸化的代謝を亢進すると、増殖や転移を抑制できます。酸化ストレスをさらに高めることができれば、がん細胞を死滅させることも可能です。

しかし、中途半端な酸化ストレスだと、逆にがん細胞の増殖や転移を促進することになります。なぜなら中等度の酸化ストレスは逆にがん細胞の活動性を高めるからです。(図8)

●抗酸化力を利用して放射線や抗がん剤に抵抗性になる

さきほどがん細胞は抗酸化力を利用して、放射線や抗がん剤に抵抗性を得ると書きました。その仕組みについて説明します。

細胞内で活性酸素の発生量が増えると、細胞は活性酸素を消去する酵素（スーパーオキシド・ディスムターゼ、カタラーゼなど）の発現や活性を高めたり、フリーラジカルを消去するグルタチオンなどの抗酸化物質の合成を高めたりして、活性酸素の害を軽減しようとします。

放射線治療と抗がん剤治療は、いず

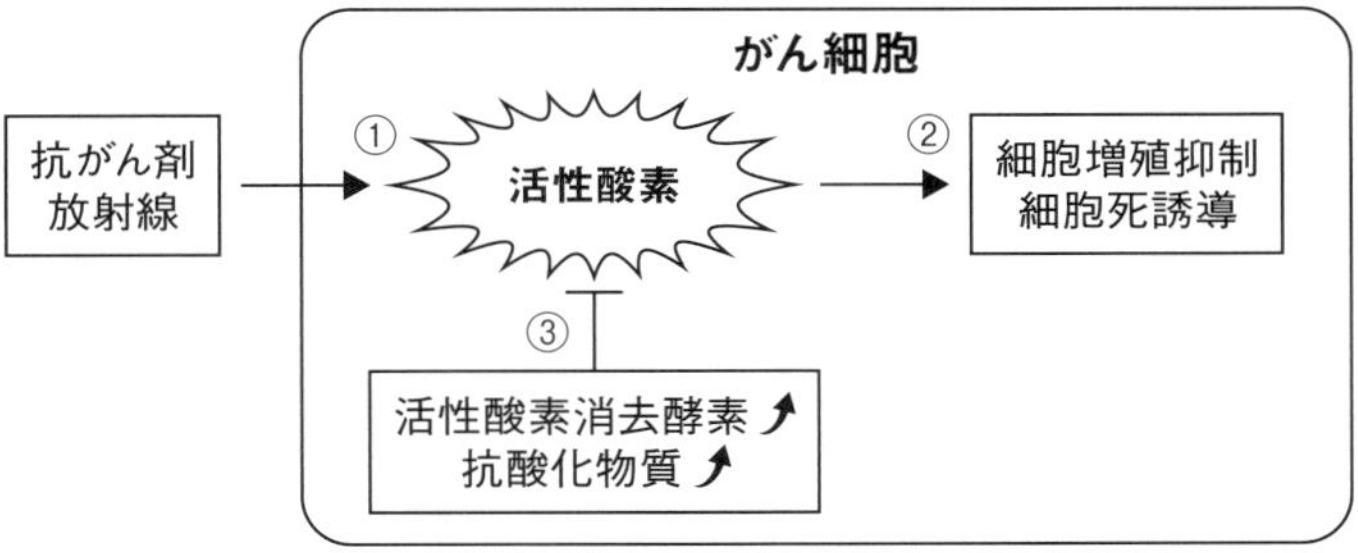

【図9】放射線や抗がん剤は活性酸素の産生を高め（①）、細胞の酸化傷害を引き起こして、細胞増殖を抑制し、細胞死を誘導する（②）。がん細胞は、活性酸素消去酵素（スーパーオキシド・ディスムターゼ、カタラーゼ、グルタチオン・ペルオキシダーゼなど）や抗酸化物質（グルタチオン、チオレドキシンなど）の産生を高めて、活性酸素による害を軽減している（③）。細胞内の抗酸化力を増大することによって、がん細胞は放射線や抗がん剤治療に抵抗性になる。

れも活性酸素の産生を高め、細胞を死滅させようとします。がん細胞はそのとき、細胞に備わった抗酸化システムを利用して酸化ストレスを軽減し、細胞死から免れようとします。（29ページ、図9）

抗酸化システムを維持するためには、エネルギー（ＡＴＰ）産生と物質合成が欠かせません。そのとき、がん細胞のエネルギー産生と物質合成を阻害することができれば、がん細胞の抗酸化力を低下させ、活性酸素を利用したがん治療の効果を高めることができるようになります。そこで使われるのが、ミトコンドリアでの酸素呼吸（酸化的リン酸化）を亢進するジクロロ酢酸ナトリウムや５‐アミノレブリン酸、細胞内で活性酸素の産生を高める薬剤（アルテスネイト、メトホルミン、高濃度ビタミンＣ点滴など）です。それらの薬剤を投与すると、細胞内の活性酸素の産生量を高めることができます。

さらに、同時に活性酸素を消去する細胞内の抗酸化システムを抑制することができれば、細胞内の酸化ストレスが高度に亢進することになります。そして酸化傷害によってがん細胞を死滅させることができるのです。（図10）

エネルギー産生と物質代謝におけるがん細胞と正常細胞の違いを利用すれば、活性酸素でがん細胞を選択的に死滅することが可能です。フェロトーシス誘導療法はそれを実現する方法です。具体的な治療法については次章以降で解説しましょう。

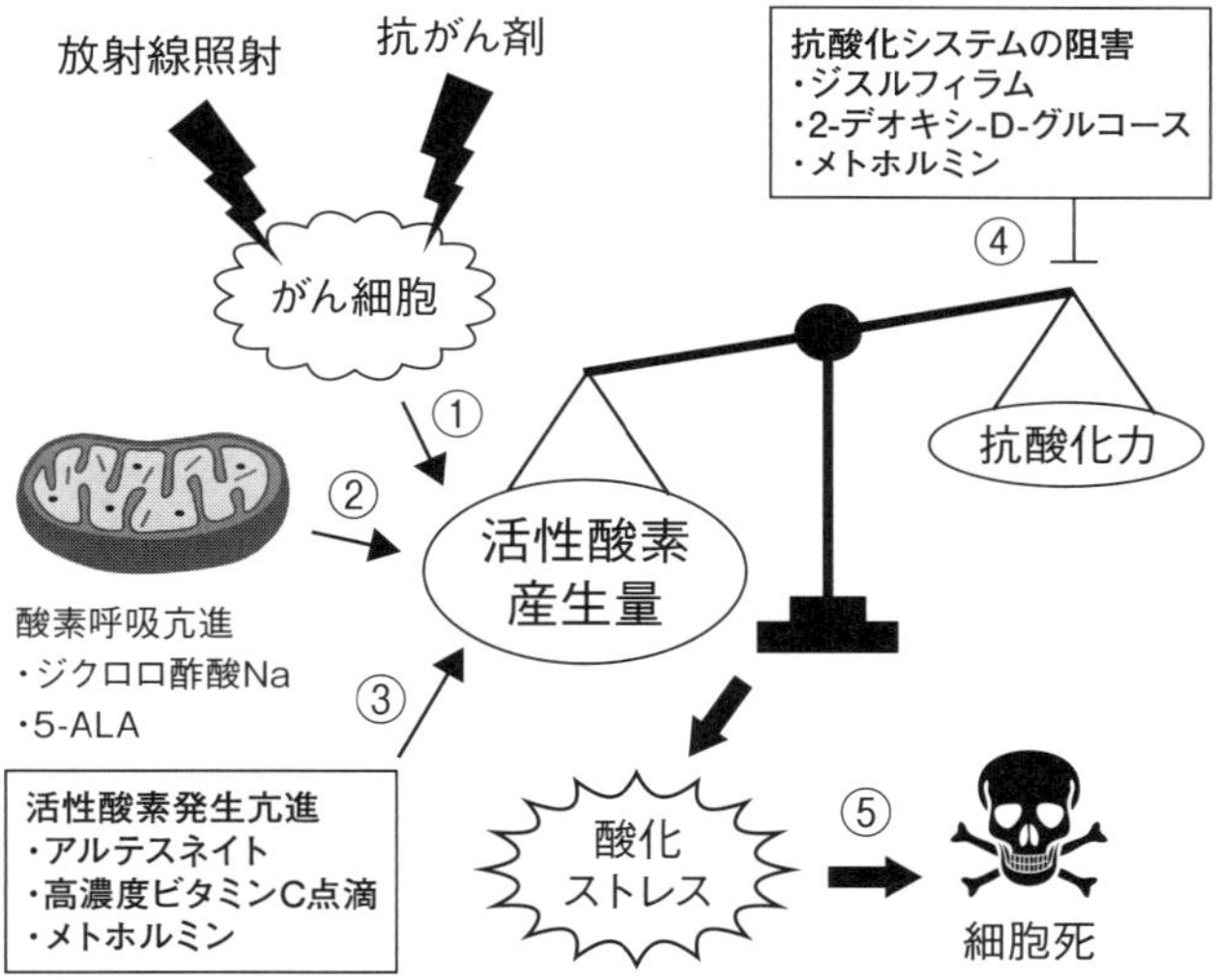

【図10】放射線と抗がん剤治療は活性酸素の産生を高めて細胞を死滅させる（①）。ミトコンドリアでの酸素呼吸（酸化的リン酸化）を亢進するジクロロ酢酸ナトリウムと5-アミノレブリン酸（5-ALA）（②）、細胞内で活性酸素を発生する薬剤（アルテスネイト、高濃度ビタミンC点滴、メトホルミン）も活性酸素の産生を増やす（③）。活性酸素の産生量が増えると、活性酸素を消去する抗酸化物質や抗酸化酵素による抗酸化力を高めて酸化還元バランスを維持しようとする。ジスルフィラム、2-デオキシ-D-グルコース、メトホルミンは抗酸化力を低下する（④）。がん細胞内の活性酸素の産生量を増やし、同時に抗酸化力を阻害すると、酸化還元バランスが破綻して強い酸化ストレスを引き起こし、がん細胞を死滅できる（⑤）。

【第2章】

アルテスネイトは鉄介在性細胞死を誘導する

がん細胞は正常細胞に比べて鉄の取り込みが増え、細胞内にフリーの2価鉄イオン（Fe^{2+}）が過剰に存在しています。

マラリア治療薬のアルテスネイトは、細胞内の2価鉄イオンと反応して活性酸素を産生します。アルテスネイトは鉄含有量が少ない正常細胞には毒性を示さず、がん細胞にのみ選択的に酸化傷害を引き起こし、鉄介在性の細胞死（フェロトーシス）を誘導します。

●正常細胞とがん細胞の違いががん治療のターゲットになる

がんの治療法にはさまざまなものがありますが、基本的にはがん細胞と正常細胞の違いをターゲットにしています。

がん細胞は正常細胞に比べて細胞増殖が亢進しています。そこでＤＮＡの合成や複製の過程、細胞分裂のメカニズム（微小管の働きなど）、増殖シグナル伝達系などを阻害すると、がん細胞の増殖を抑えて、細胞死を誘導することができます。

しかし、正常細胞でも骨髄細胞や消化管粘膜上皮細胞、免疫組織（リンパ球）、毛根細胞も盛んに細胞分裂を行っています。細胞増殖を阻害する抗がん剤は、骨髄抑制（白血球減少、血小板減少、貧血）や消化管障害（食欲低下、吐き気、嘔吐、便通異常など）、免疫力低下（リンパ球の減少）、脱毛といった副作用を招いてしまいます。

また、がん細胞では酸素を使わずにグルコースを分解する解糖系が亢進すると述べましたが、解糖系が亢進すると、乳酸の産生が増え、がん組織は酸性化します。がん組織が酸性化すると細胞の増殖や転移、血管新生が促進されます。その結果、免疫細胞の働きが抑制され、抗がん剤が効きにくくなってしまいます。

そんな中、注目を集めているのが、細胞内の鉄を利用した治療法です。

増殖活性の高いがん細胞には、正常細胞に比べると細胞内の鉄の含有量が極めて多いという特徴があります。

その鉄を使うことで、がん細胞を死滅させようというわけです。

●がん細胞は鉄を多く取り込んでいる

私たちの体内には、体重60kgで平均4g程度（2～6gくらい）の鉄が存在します。それらの鉄はすべて食事から摂取しています。

鉄は酸素などの小さな分子と強く特異的に結合する性質があります。体内の鉄の60％くらいはヘモグロビンのヘムとして存在します。ヘム（Heme）は2価の鉄原子とポルフィリン（プロトポルフィリンⅨ）から成る錯体（金属と非金属の原子によって形成された化合物）で、赤血球中のヘモグロビンは、ヘムの鉄原子が酸素分子と結合することで酸素を運搬します。ミトコンドリアの電子伝達系（呼吸鎖）にあるシトクロムというタンパク質にもヘムが含まれており、これがエネルギー生成の過程で電子を輸送します。

鉄はイオンの価数が変化する遷移金属で、簡単に2価イオン（Fe^{2+}）と3価イオン（Fe^{3+}）の両方の型を行き来するので、電子の移動を伴う生体反応に利用されています。

たとえば、NADPHオキシダーゼ、キサンチンオキシダーゼ、リポキシゲナーゼ、チトクロームP450酵素など多くの酵素の活性に鉄は必要です。ペルオキシソームで過酸化水素（H_2O_2）を分解するカタラーゼの活性にも必須になっています。

このように、鉄イオンは細胞の呼吸、核酸合成、増殖などに必須な補助因子として重要な

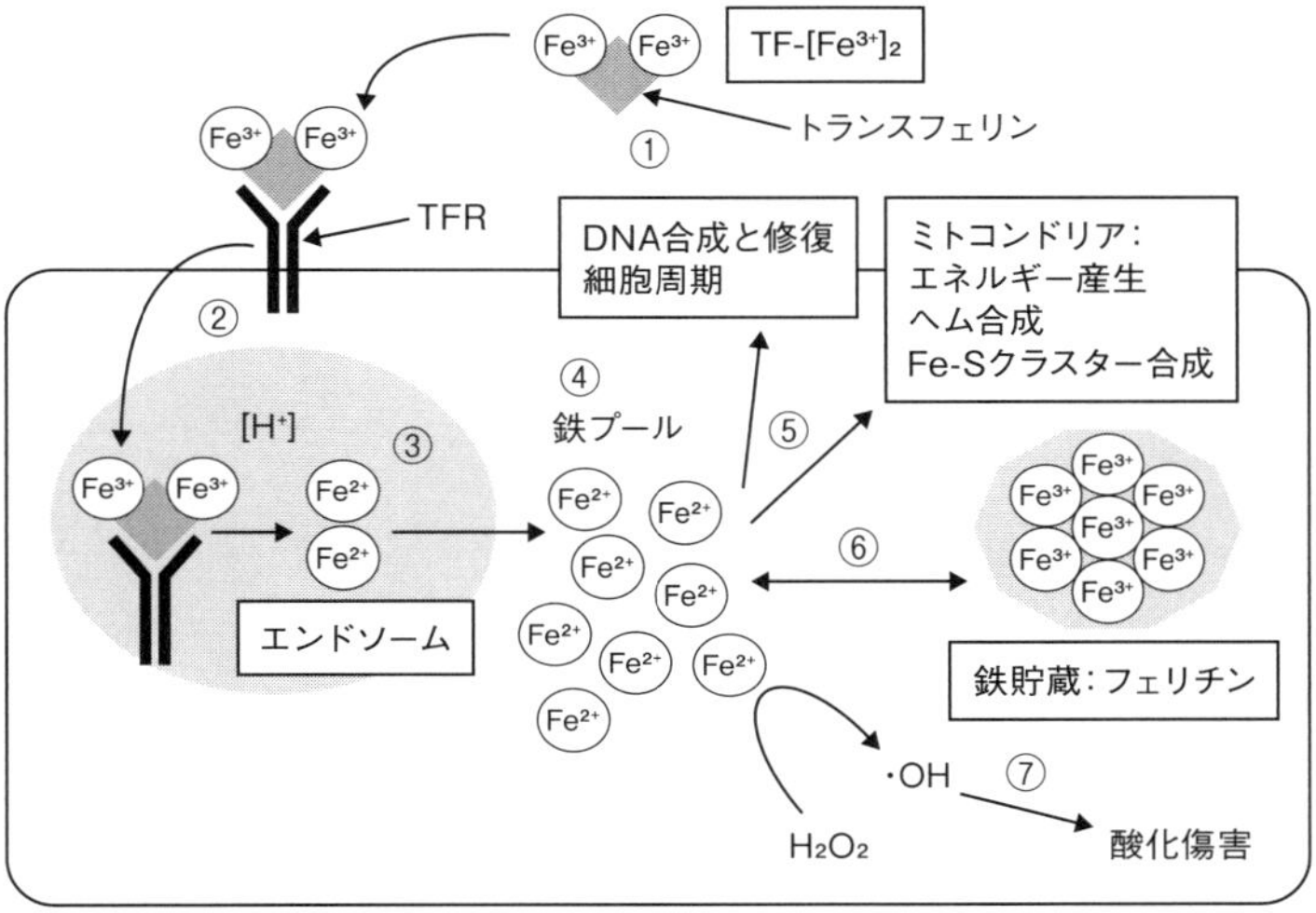

【図11】 1分子のトランスフェリンは3価の鉄イオン（Fe^{3+}）を2個運搬できる（①）。3価鉄イオンを結合したトランスフェリンが細胞膜のトランスフェリン受容体（TFR）に結合すると、細胞内に取り込まれる（②）。エンドソーム内の酸性の環境では、鉄イオンはトランスフェリンから離れ、3価の鉄イオン（Fe^{3+}）は2価の鉄イオン（Fe^{2+}）に還元される（③）。2価の鉄イオンは細胞質に移行し、細胞内の鉄プールに入る（④）。鉄イオンはDNAの合成と修復、細胞周期、エネルギー産生、ヘム合成、鉄-イオウ（Fe-S）クラスター合成などさまざまな生理機能に利用される（⑤）。余剰の鉄イオンは鉄貯蔵タンパク質のフェリチンの中に貯蔵される（⑥）。細胞質の2価鉄イオンは過酸化水素（H_2O_2）と反応して酸化作用の強いヒドロキシルラジカル（・OH）を発生させ、酸化傷害を引き起こす（⑦）。

役割を果たしています。したがって、細胞増殖が亢進したがん細胞は鉄の需要が増え、鉄の取り込みが増えることになります。

血液中では、鉄イオンはトランスフェリンというタンパク質に結合して細胞まで運ばれます。１つのトランスフェリンには、２つの３価鉄（Fe^{3+}）が結合します。トランスフェリンは細胞膜にあるトランスフェリン受容体と結合して細胞内に取り込まれ、細胞内小器官のリソソーム内の酸性の環境で鉄イオンが解離し、２価の鉄（Fe^{2+}）になります。フリーの２価鉄イオンは細胞質鉄プールとして蓄積され、ＤＮＡ合成、細胞周期の制御、ミトコンドリアでのＡＴＰ産生などに必須の働きを担っています。（35ページ、図11）

増殖活性の高いがん細胞は、細胞膜のトランスフェリン受容体の発現量が増え、正常細胞に比べて鉄の取り込みが増えています。さらに、細胞内の鉄イオンの調節に破綻をきたし、酸化還元活性のあるフリーの２価鉄イオン（Fe^{2+}）が過剰に存在する状況になっています。

●2価鉄イオン（Fe^{2+}）はフリーラジカルを発生して細胞を傷害する

鉄は電子の授受を容易に行い得ることから、種々の酵素の活性中心として働いており、地球上のほぼすべての生物にとって必須の元素となっています。

しかし一方で、２価鉄（Fe^{2+}）が過剰に存在すると、その高い反応性ゆえにフリーラジカルの産生を促進し、細胞に対する傷害性をもたらします。2価のフリーの鉄は過酸化水素（H_2O_2）と反応してより有毒なヒドロキシルラジカルを生じ、DNA傷害、脂質酸化、細胞死などを引き起こすのです。

慢性炎症組織やがん組織では、鉄イオンの調節に破綻が起きており、フリーの2価鉄（Fe^{2+}）が過剰に存在する状況になっています。その過剰に存在する2価鉄イオンと反応して活性酸素を発生させることができれば、がん細胞への毒性を選択的に高めることができ、新規のがん治療法になります。

鉄と反応して活性酸素を生成する薬として、マラリア治療薬のアルテミシニン誘導体があります。近年、注目されるアルテミシニン誘導体について、詳しく解説しましょう。

●アルテミシニン誘導体は抗マラリア薬として開発された

マラリア治療薬のアルテミシニン誘導体は、比較的新しい薬です。

もとになったのは、青蒿《セイコウ》（Artemisia annua）というキク科の薬草です。青蒿には強力な解熱作用があり、中国伝統医学でマラリアなどさまざまな感染症や炎症性疾患の治療に使用されてきました。1972年に中国の湖南省長沙市の郊外で発掘された馬王堆漢墓《ばおうたいかんぼ》は2100年以上前に作られた墓（古墳）ですが、その中から見つかった「五十二病方《ごじゅうにびょうほう》」と

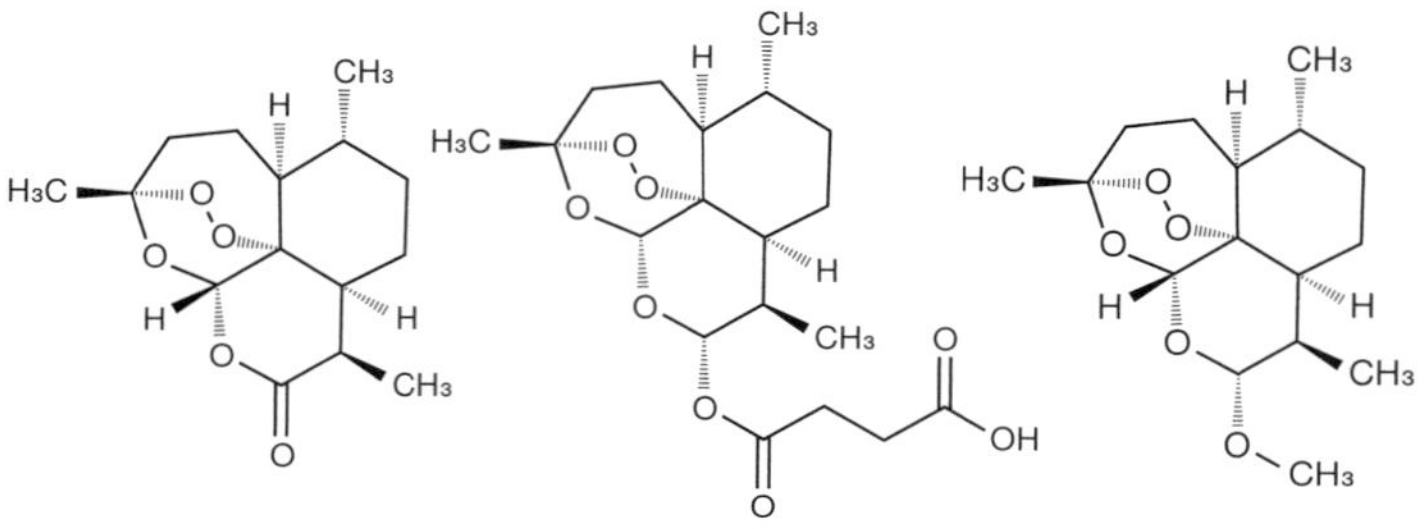

アルテミシニン
(Artemisinin)

アルテスネイト
(Artesunate)

アルテメーター
(Artemether)

【図12】アルテミシニンおよびその誘導体（アルテスネイト、アルテメーター）は、マラリアの治療薬として使用されているが、抗がん作用があることから、がんの代替医療にも使われている。

いう医書の中にも青蒿が記載されています。

青蒿に含まれる抗マラリア作用の活性成分がアルテミシニン（Artemisinin）で、その効果を高めたアルテスネイト（Artesunate）とアルテメーター（Artemether）という2種類の誘導体が合成されています。これらは現在、マラリアの治療薬として世界中で使用されています。（図12）

青蒿からアルテミシニンを発見して抗マラリア薬を開発したのは、中国の女性科学者・屠《と》呦《ゆう》呦《ゆう》（Tu Youyou）博士です。屠博士はその功績により、2015年のノーベル生理学・医学賞を受賞しています。

マラリアは熱帯・亜熱帯地域に広く分布し、最近のデータでも全世界で年間2億人以上が発症し、死者は50万人以上といわれる感染症です。その治療薬のアルテミシニン誘導体の開発は、「伝統薬から開発された医薬品としては20世紀後半における最大の業績」という表現がなされたほど、医学において重要な成果だといわれています。

ベトナム戦争時、中国軍は南ベトナム解放民族戦線（通称ベトコン）を援助するため、ベトナムに進軍しました。そのとき、密林でマラリアに感染して多くの兵士が亡くなります。1967年、毛沢東の命令によって国家プロジェクトとしてマラリアの治療薬開発が開始されました。その指揮を取ったのが、当時37歳の屠博士でした。

屠博士は1970年代に、青蒿の薬効成分アルテミシニンの分離に成功し、アルテミシニンやその誘導体（アルテスネイトやアルテメーター）の抗マラリア薬としての有効性を確認しました。

アルテミシニンおよびその誘導体は、分子の中に鉄イオンと反応してフリーラジカルを産生するエンドペルオキシド・ブリッジ（endoperoxide bridge）という構造を持っています。

アルテスネイトは、非常に低濃度で体内のマラリア原虫を死滅させることができます。

マラリア原虫は赤血球内に感染します。感染した赤血球内では、マラリア原虫によってヘモグロビンが分解され、フリーの鉄やヘムが蓄積していきます。その鉄やヘムとアルテスネイトが反応し、フリーラジカルが赤血球内で発生して、マラリア原虫を死滅させると考えられています。赤血球内のマラリア原虫の周りにはフリーの鉄やヘムが多く存在するので、ア

ルテスネイトの効果が出やすいのです。（図13）

●アルテミシニン誘導体は多彩なメカニズムで抗がん作用を発揮する

その働きに着目し、アルテミシニン誘導体を使ったがん治療の研究も行われています。培養がん細胞を使った実験では、アルテミシニンやアルテスネイトががん細胞を死滅させるのが確認されました。動物実験では、移植されたがん細胞を縮小させる効果があることが報告されています。また、抗腫瘍作用を示す投与量でも正常細胞に対する毒性は極めて低く、副作用が少ない特徴があることもわかっています。

アルテミシニン誘導体は、がん細胞内でフリーラジカルを産生して酸化ストレスを高める他、血管新生阻害作用、DNAトポイソメラーゼⅡα阻害作用、細胞増殖や細胞死のシグナル伝達系に影響する作用など、多彩なメカニズムで抗腫瘍効果を発揮することが明らかになっています。臨床試験での有効性も多数報告されています。

アルテスネイトは水溶性で、抗マラリア作用や抗がん作用はアルテミシニン誘導体の中で最も高いと考えられています。毒性が極めて低く副作用がほとんどない一方で、体内での半減期が比較的短いという短所もあります。

アルテメーターは脂溶性で、アルテスネイトより体内の半減期は長く、脳への有害物質の

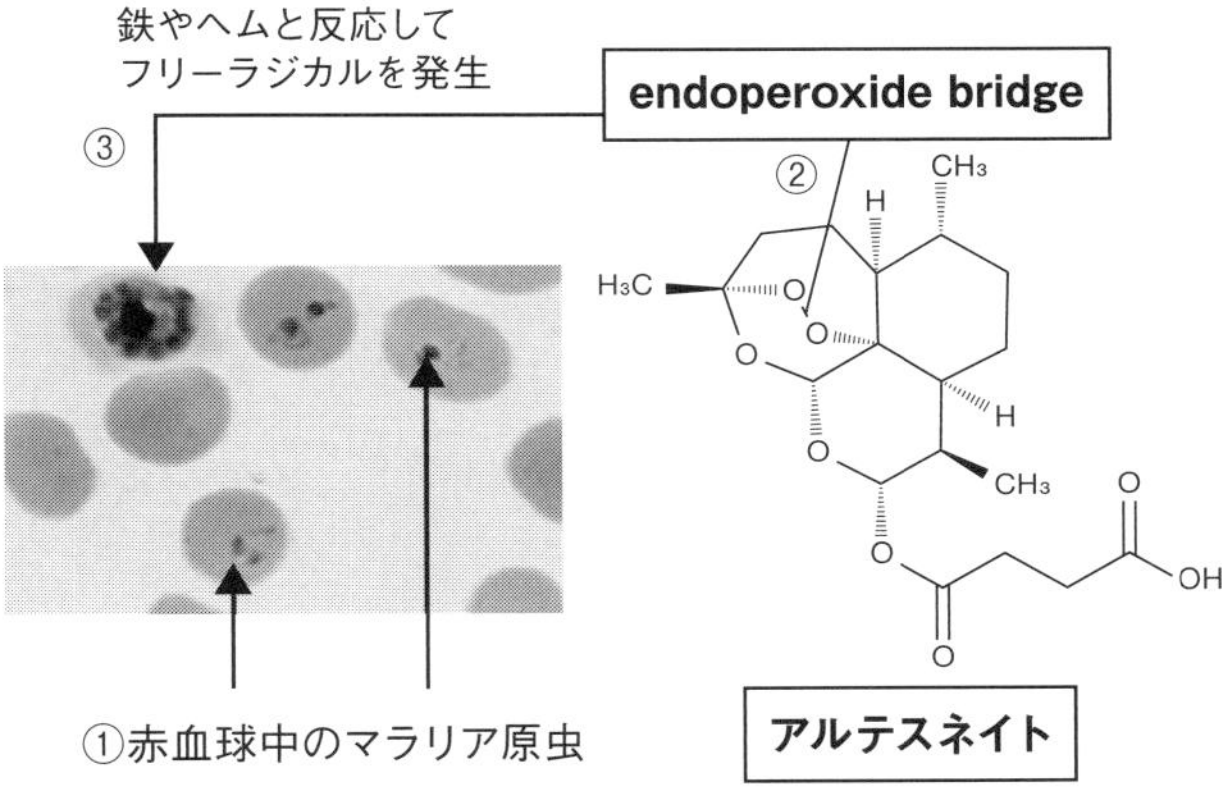

【図13】マラリア原虫は赤血球に感染する（①）。アルテスネイトは分子内にエンドペルオキシド・ブリッジ（endoperoxide bridge）を有し（②）、フリーの鉄イオンやヘムと反応して活性酸素を発生させる（③）。マラリア原虫が感染した赤血球ではヘモグロビンが分解したフリーの鉄イオンやヘムが多量に存在し、アルテスネイトと反応して赤血球内で発生した活性酸素がマラリア原虫を死滅させる。

侵入を阻む血液脳関門を容易に通過するので、脳マラリアや脳腫瘍にも効果があります。しかし、高用量を使用すると神経毒性が表れるという副作用もあります。

アルテミシニンは、アルテスネイトとアルテメーターの2つの中間的な半減期をもち、血液脳関門も通過します。

アルテミシニン誘導体の研究報告には、アルテミシニンとアルテスネイトが混在していますが、実験でどちらの物質を用いたか、というだけの違いです。アルテミシニンを使った実験結果はアルテスネイトにも当てはまり、その逆も同じです。

●アルテスネイトはがん細胞内の鉄イオンと反応して細胞死を誘導する

アルテスネイトの抗がん作用のメカニズムで最も重要なのが、がん細胞にフェロトーシスを誘導する作用です。

これまで説明してきたように、がん細胞は鉄を多く取り込んでいます。その鉄と反応してフリーラジカルを産出し、がん細胞を死滅させるという作用機序です。図14では、最も抗がん作用の強いアルテスネイトを示していますが、アルテミシニンとアルテメーターも同様の機序でがん細胞に鉄介在性の細胞死（フェロトーシス）を引き起こします。

鉄は細胞増殖に必要なため、がん細胞はトランスフェリン受容体の発現量を増やして鉄を多く取り込んでいます。細胞分裂の速いがん細胞ほど鉄を多く取り込んでいるといわれています。がん細胞内の鉄と反応してフリーラジカルを発生するアルテスネイトは、正常細胞を傷つけずにがん細胞に選択的に傷害を与えることができます。

アルテスネイトによってがんや肉腫《にくしゅ》が縮小した臨床報告もあり、人間における腫瘍に対しても有効であることが明らかになっています。中国で行われたランダム化試験では、進行した肺がんの抗がん剤治療にアルテスネイトを併用すると抗腫瘍効果が高まることが報告されています。その他、乳がんや大腸がん、悪性黒色腫《あくせいこくしょくしゅ》などでも、臨床試験での有効性が示さ

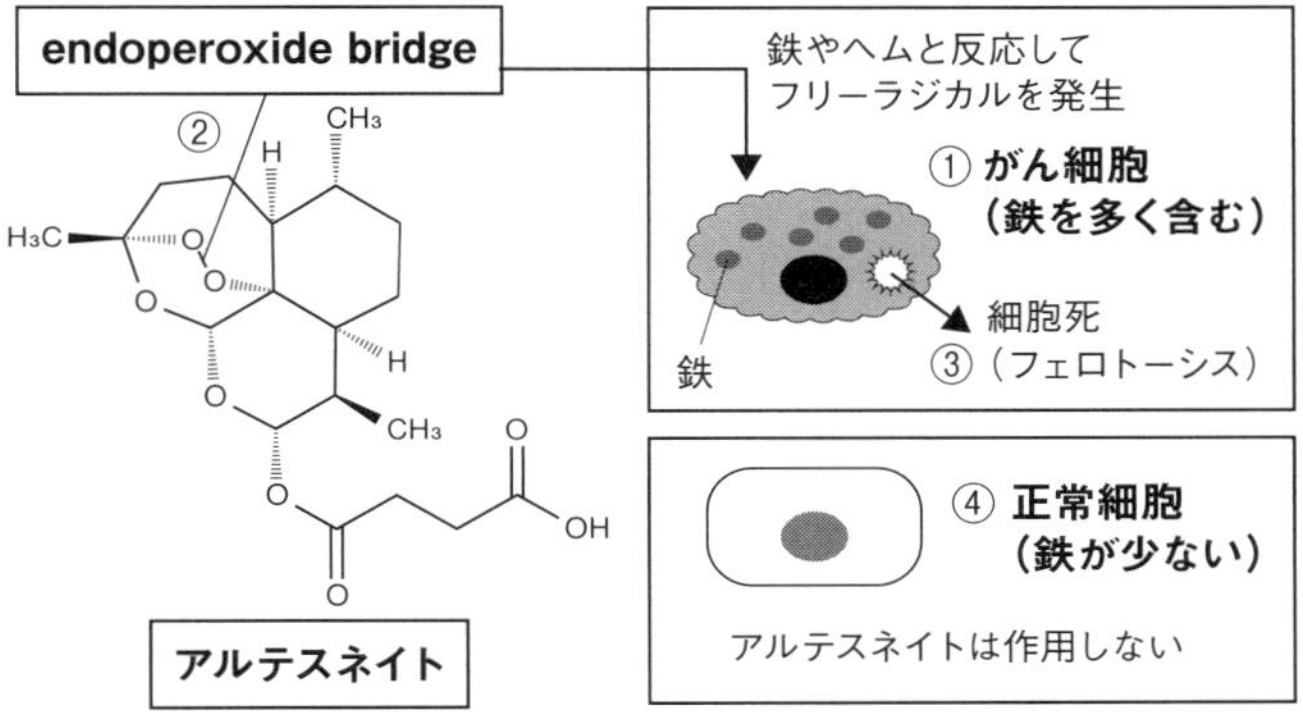

【図14】がん細胞は細胞内に鉄を多く含む（①）。アルテスネイトは分子内にエンドペルオキシド・ブリッジ（endoperoxide bridge）を持つ（②）。このエンドペルオキシド・ブリッジは細胞内の鉄と反応してフリーラジカルを産生し、フェロトーシスの機序で細胞死を誘導する（③）。一方、正常細胞は鉄の含有量が少ないので、アルテスネイトによる細胞傷害を受けない（④）。

れています。（巻末参考文献２）

私は20年以上前からアルテスネイトを使ったがんの代替療法を行っていますが、副作用をほとんど認めず、確実な抗腫瘍作用を多くの症例で経験しています。

●アルテスネイトはフェロトーシスを誘導する

本書ではこれまで何度も「細胞死」という言葉を用いてきました。

細胞死のメカニズムには、アポトーシスやネクローシスなどがあります。

アポトーシス（Apoptosis）は正常細胞が老化して新しい細胞に置き換わるような、生体の細胞回転（細胞の交

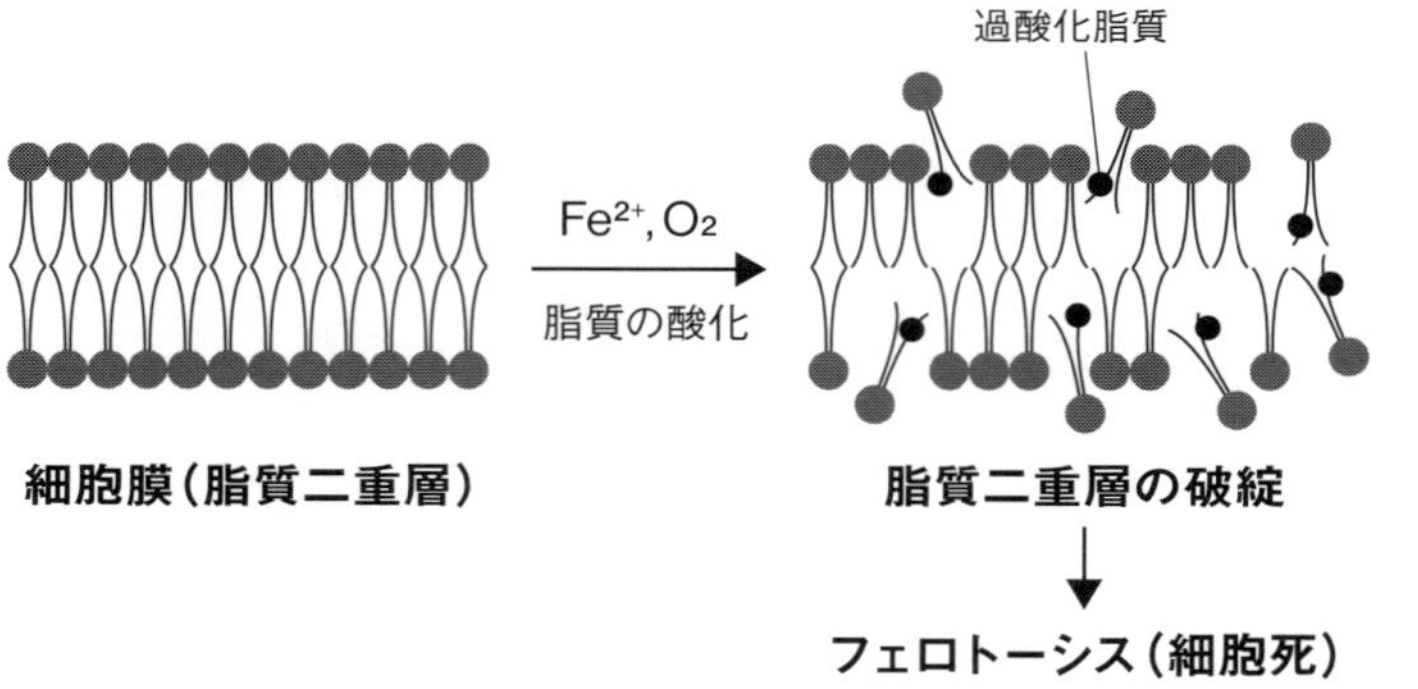

【図15】２価の鉄イオン（Fe^{2+}）と酸素（O_2）が介在した機序で脂質の酸化が強く起こり、細胞膜の脂質二重層の破綻によって誘導される細胞死をフェロトーシスという。

代）で使われる細胞死のパターンです。免疫細胞や炎症細胞が反応しないような死に方をします。

一方、脳梗塞や心筋梗塞のような虚血《きょけつ》や、火傷や毒物による細胞傷害では、ネクローシス（Necrosis、壊死）という細胞死が発生します。ネクローシスでは、細胞が崩壊して炎症反応が引き起こされます。組織の傷害を生体に知らせて、防御と修復をさせる必要があるからです。

２０１２年、これらの古くからある細胞死に新しく加わったものがあります。

それが「フェロトーシス（Ferroptosis）」です。「フェロ（Ferro）」は、「鉄」という意味です。「ptosis」は「下垂する」という意味で、枯れ葉が枝から落ちるさまから細胞の死を意味します。つまり、フェロトーシスは「鉄が介在する細胞死」を表しているのです。
フェロトーシスでは、鉄依存的な活性酸素種の発生と過酸化した脂質の蓄積によって細胞死が起こります。細胞内の鉄に依存する機構であり、他の金属類には依存しません。（図15）
アルテスネイト服用の数時間前に鉄剤を飲むと、アルテスネイトの抗腫瘍作用を増強することができます。服用した鉄の多くががん細胞に取り込まれるためです。がん細胞では鉄の取り込みが亢進しており、この細胞内の鉄にアルテスネイトが反応して活性酸素を産生させ、脂質過酸化によって細胞傷害を引き起こすと考えられています。２０１５年頃から、「アルテミシニン誘導体は腫瘍細胞に鉄依存性細胞死（フェロトーシス）を誘導する」という内容の研究結果が多数報告されています。アルテミシニン誘導体はフェロトーシス誘導剤として認められるようになってきたのです。
次の章からは、アルテスネイトによるがん細胞のフェロトーシス誘導を増強する方法を説明していきます。

【第3章】

5－アミノレブリン酸と鉄剤はフェロトーシスを増強する

5‐アミノレブリン酸（5-aminolevulinic acid：5‐ALA）は正常細胞のミトコンドリアを活性化させるため、抗老化のサプリメントとして利用されています。その一方で、がん細胞に対してはミトコンドリアでの活性酸素の産生を増やすため、フェロトーシスを促進します。鉄と5‐ALAはがん細胞に多く取り込まれる性質があるため、アルテスネイトと鉄剤と5‐ALAの組み合わせはがん細胞のフェロトーシス誘導を増強するのです。

●5-アミノレブリン酸はミトコンドリアの機能を活性化する

一般的に、ミトコンドリア機能を活性化する物質は、エネルギー（ATP）産生を増やすので正常細胞の生理機能を高めます。しかし、がん細胞ではミトコンドリアを活性化させると活性酸素の産生が増加し、細胞の酸化傷害によって増殖抑制や細胞死が誘導されることを第1章で解説しました。

体の老化に伴うミトコンドリア機能の低下は、心臓や骨格筋、神経系、その他の臓器の機能低下のおもな原因になっています。これらの臓器では、ミトコンドリアで酸素呼吸（酸化的リン酸化）することによって、エネルギー（ATP）を産生しています。体の老化に伴う生理機能の低下を予防するには、ミトコンドリアの量と機能を維持することが重要です。ミトコンドリアの量と機能を高めることができれば、体を若返らせることができます。

5-アミノレブリン酸（5-ALA）は、炭素数5で分子量131の動物および植物のミトコンドリアによって生合成される天然のアミノ酸です。ミトコンドリアの中でアミノ酸の一種であるグリシンと、クエン酸回路（TCA回路）で生成されるスクシニルCoAという2つの物質から作られます。

5-アミノレブリン酸は、ミトコンドリアを活性化させる作用があり、抗老化作用を発揮するサプリメントとして人気があります。一方、がん細胞に対してはミトコンドリアにおける活性酸素の産生を高めて、酸化傷害を増強する作用が報告されています。

つまり、「5-アミノレブリン酸は、健康寿命を延ばし、がん細胞を死滅させる」サプリ

メントといえるのです。（図16）

●5-アミノレブリン酸はヘムの前駆物質

それでは5‐アミノレブリン酸は体内でどのように働くのでしょうか。

ミトコンドリアの中でグリシンとスクシニルCoAから生成された5‐アミノレブリン酸は、一度ミトコンドリアの外に出て行きます。細胞質内で何種類かのポルフィリンという物質に変化すると、再びミトコンドリアに戻ってきます。そして最終的に第二章で紹介したプロトポルフィリンⅨ（PpⅨ）に変わります。このプロトポルフィリンⅨに鉄がくっついてできたのが、「ヘム」という物質です。（50ページ、図17）

動物細胞では、8分子の5‐アミノレブリン酸がポルフィリン環というものを形成して、中心に2価鉄が配位されてヘムになります。植物細胞では、プロトポルフィリンⅨはマグネシウムと結合してクロロフィル（葉緑素）になります。クロロフィルは植物が光合成をする上でなくてはならない物質です。

ポルフィリンは、鉄・銅・亜鉛などの金属イオンと結合して、ヘムやクロロフィルなどを形成します。これらの化合物は、生物体内で酸素の運搬（ヘモグロビンとミオグロビン）、電子の移動（シトクロム）、光合成（クロロフィル）など、生命の維持に必要な多くの化学

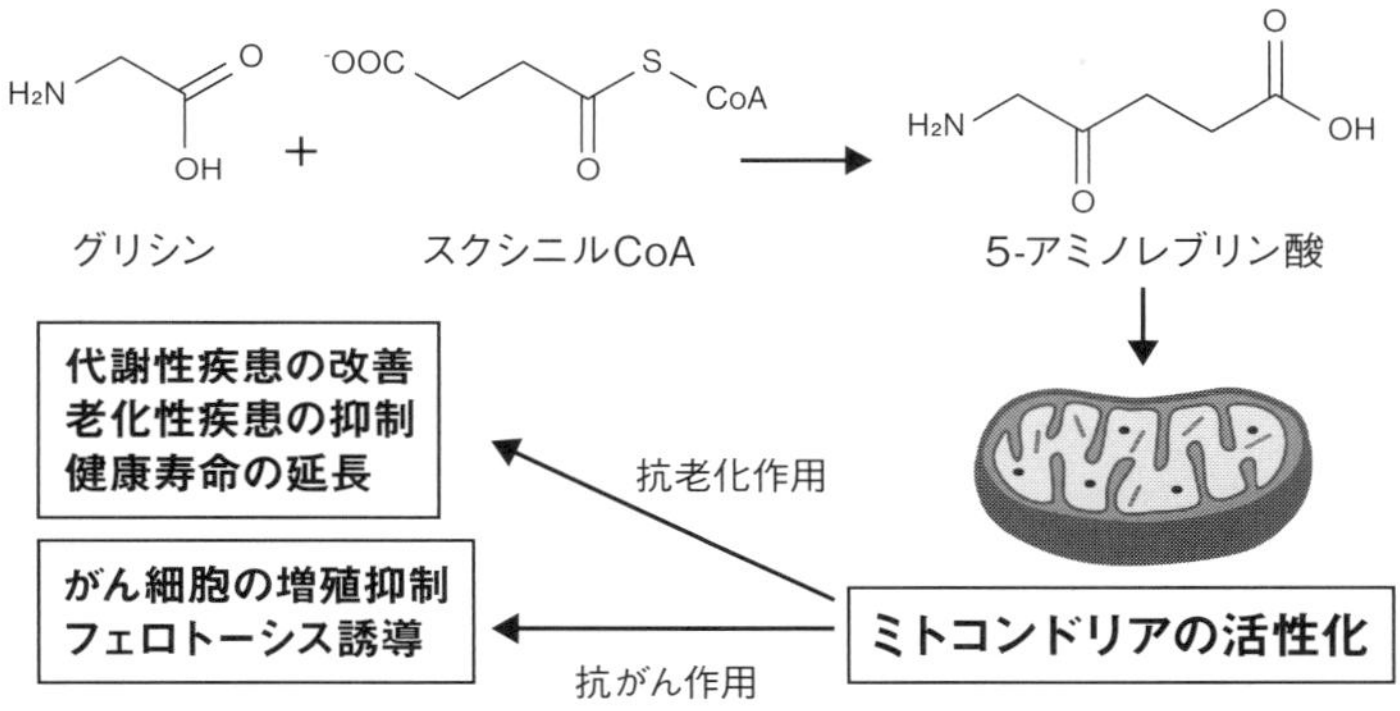

【図16】5-アミノレブリン酸はグリシンとスクシニル CoA からミトコンドリアで合成され、ミトコンドリア機能を活性化する作用がある。ミトコンドリア機能を高め、糖尿病や肥満など代謝性疾患を改善し、老化性疾患の進行を抑制し、健康寿命を延ばす抗老化作用を示す。一方、がん細胞に対しては、酸化ストレスを高め、がん細胞の増殖抑制とフェロトーシス誘導による抗がん作用を発揮する。

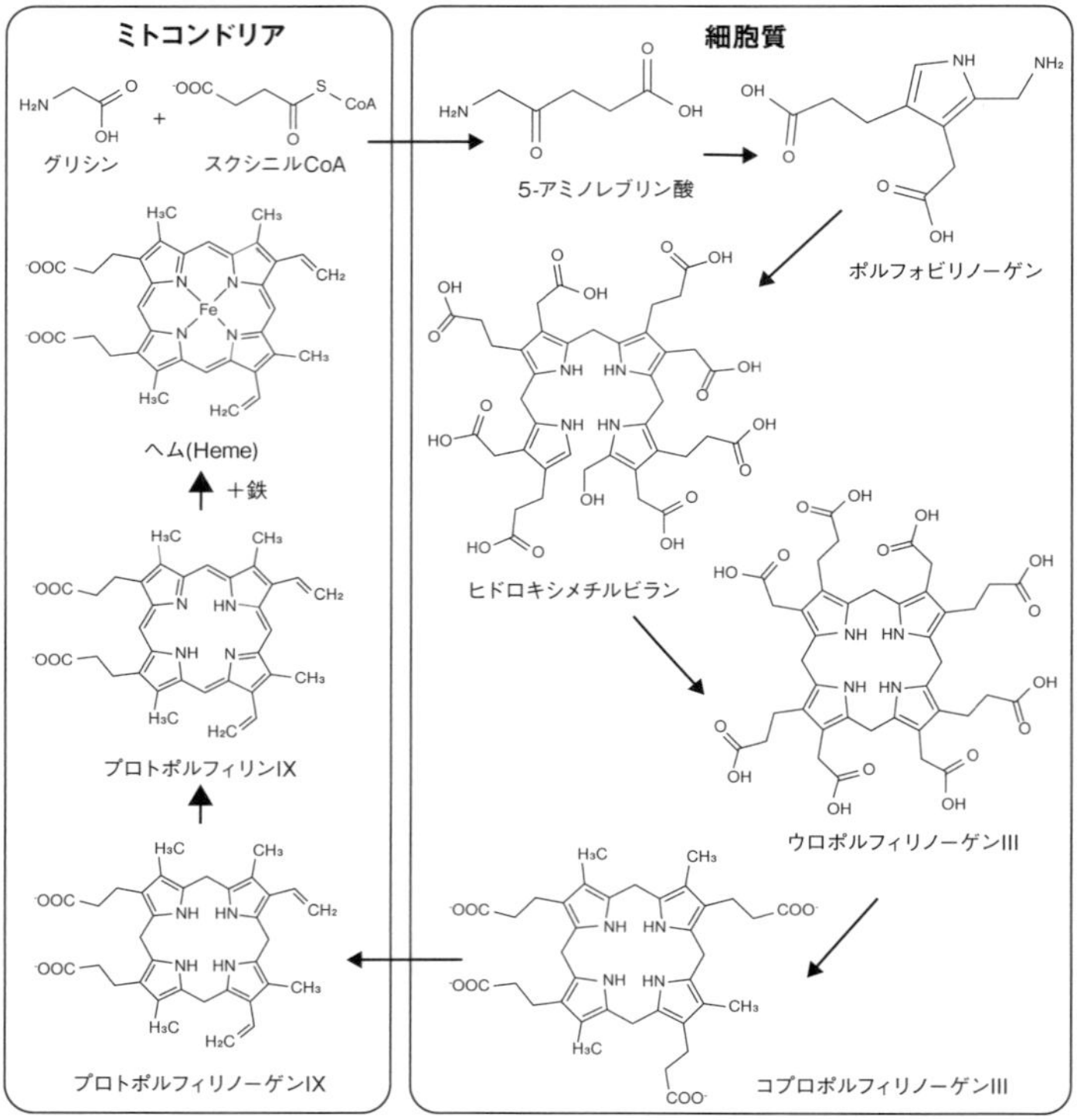

【図17】ミトコンドリアの中でグリシンとスクシニル CoA から合成された5-アミノレブリン酸は、ミトコンドリアの外に出て、細胞質内で何種類かのポルフィリンに変化し、コプロポルフィリノーゲンになって再びミトコンドリアに取り込まれ、最終的にプロトポルフィリン IX に変わる。このプロトポルフィリン IX に鉄が結合してヘムという物質が作られる。

反応に関与しています。（52ページ、図18）

●5-アミノレブリン酸は光線力学療法に使われる

５-アミノレブリン酸（５-ＡＬＡ）はミトコンドリア機能を高める効果があり、抗老化や糖代謝改善や肥満予防などの目的でサプリメントとして市販されています。またその他、がんの診断や治療においても使用されています。

５-ＡＬＡを体内に投与すると、がん細胞内に多く取り込まれ、光感受性物質の前駆体であるプロトポルフィリンⅨ（ＰｐⅨ）に変換されます。プロトポルフィリンⅨは青色可視光（３７５-４４５nm）で励起《れいき》（外からエネルギーを与えられた原子、分子が安定したエネルギーの低い状態から、エネルギーの高い状態に移ること）すると、赤色蛍光（６００-７４０nm）を発光します。このように５-ＡＬＡを光感受性物質として用いて、がん細胞を赤色に蛍光発光させる診断法を光線力学診断といいます。

ＰｐⅨは特定の波長の光（赤または近赤外光）を照射すると、活性酸素種を生成し、がん細胞を破壊することが知られています。がん細胞に特異的に過剰集積したＰｐⅨに、赤色可視光（６００-７４０nm）や緑色可視光（４８０-５８０nm）を照射して励起させ、がん細胞内で活性酸素を発生させて酸化傷害を与える治療法を「光線力学療法」といいます。

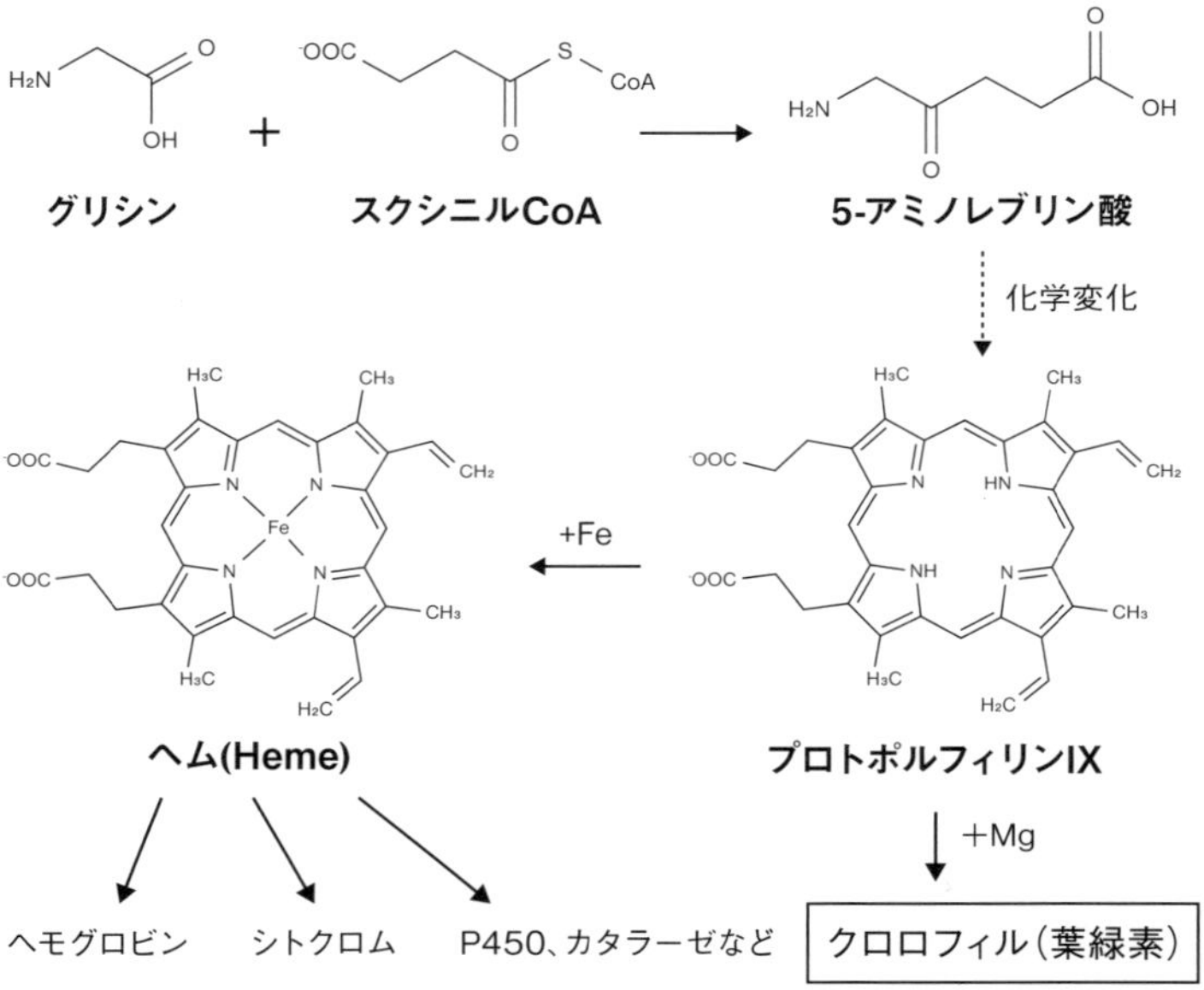

【図18】5-アミノレブリン酸はプロトポルフィリンIX（PpIX）になり、鉄（Fe）が結合してヘムになる。ヘムはヘモグロビンやシトクロム、カタラーゼ、P450など多くのヘムタンパク質を構成し、細胞内で重要な働きを担っている。植物ではPpIXにマグネシウム（Mg）が配位されるとクロロフィル（葉緑素）となり、光合成に寄与する。

５‐ＡＬＡを使った光線力学療法は、特に脳腫瘍、皮膚がん、頭頸部がん、膀胱がんなどの治療に利用されています。５‐ＡＬＡはがん細胞により効率的に取り込まれ、正常な細胞にはほとんど悪影響を及ぼさないため、治療の副作用を最小限に抑えることができます。

マウスの乳がん細胞に対する５‐ＡＬＡを使った、光線力学療法の細胞毒性に対するアルテスネイトとアルテメーターの影響を検討した実験が行われています。その結果、アルテスネイトやアルテメーターが光線力学療法の効果を増強するという報告がされました。これらの結果は、５‐アミノレブリン酸と鉄はアルテスネイトの抗腫瘍効果を増強する可能性を示唆しています。（巻末参考文献３）

●フリーの鉄よりヘムの方がアルテスネイトの抗がん作用を増強する

アルテスネイトの抗がん作用は、フリーの鉄よりもヘムの方が増強する、という報告もあります。

第二章で解説したように、アルテミシニン誘導体は、活性酸素の産生を介して抗マラリア活性を発揮すると考えられています。ヘム、無機鉄、ヘモグロビンはすべて、アルテミシニンと反応して活性酸素を産生する分子として関与しているとされています。そこで、アルテミシニンとさまざまな酸化還元形態のヘム、第一鉄、脱酸素化ヘモグロビンおよび酸素化ヘモグロビンとの反応を分析したところ、ヘムは他の鉄含有分子よりもはるかに効率的にアルテミシニンと反応し、活性酸素の産生を高めていることがわかりました。（巻末参考文献４）

また、アルテスネイトの抗腫瘍活性とミトコンドリアの酸化的リン酸化の関係を検討する実験も行われています。

この実験では、ヒトがん細胞株のHeLa細胞と、HeLa細胞のミトコンドリアＤＮＡを欠損させた細胞（HeLaρ0）の２種類のがん細胞株を用いて、アルテスネイトの抗腫瘍活性を比較しました。

ミトコンドリアは固有のＤＮＡ（ミトコンドリアＤＮＡ）を持っており、そこには呼吸酵素複合体ＩからＶを構成する85種類のサブユニットのうち13種類のタンパク質を作成する遺伝子が存在しています。従って、ミトコンドリアＤＮＡを欠失させると、ミトコンドリアでの酸化的リン酸化によるＡＴＰ産生が起こらなくなります。

もっとも、ミトコンドリアＤＮＡが欠損しても、酸化的リン酸化以外の機能は維持されます。がん細胞は解糖系でもＡＴＰを賄うことができるので、酸化的リン酸化が傷害されても生存と増殖はできるわけです。

アルテスネイト存在下でそれぞれのがん細胞を48時間培養した結果です。

50％細胞致死量は、HeLa細胞が６±３μＭ（マイクロモーラー、濃度の単位）で、

HeLap0細胞では34±5μMでした。つまり、ミトコンドリアでの酸化的リン酸化が低下していると、アルテスネイトの殺細胞作用が減弱するという結果です。これは「50%細胞致死量の濃度が高い方が死ににくい」ことを意味しています。逆にいえば、ミトコンドリアの酸化的リン酸化を亢進すると、アルテスネイトの抗がん作用を増強できるということです。

また、アルテスネイトの殺細胞作用は、細胞のヘムの合成を亢進すると増強し、ヘムの合成を阻害すると減弱することが示されています。つまり、アルテスネイトの殺細胞作用の活性化にはヘムの存在が重要であるということです。(巻末参考文献5)

以上の実験結果は、ミトコンドリアの酸化的リン酸化を亢進する5-アミノレブリン酸とジクロロ酢酸ナトリウムがアルテスネイトの抗腫瘍効果を増強する理由になります(くわしくは本書7章で説明します)。

●5-アミノレブリン酸はがん細胞を酸化傷害で死滅させる

アンチエイジングのサプリメントとして人気の5-アミノレブリン酸(5-ALA)ですが、近年はがん治療薬としても注目を集めています。

マウスに食道扁平上皮がんを移植した鳥取大学医学部外科部門消化器・小児外科の研究グループによる動物実験のモデルを紹介します。

この実験では、マウスに５‐ＡＬＡを投与したところ、がん細胞にフェロトーシスを誘導して抗腫瘍効果を発揮することが確認されました。

体外から投与された５‐ＡＬＡは、ミトコンドリア内でプロトポルフィリンⅨ（ＰｐⅨ）に変換されます。蓄積したＰｐⅨは活性酸素の産生を高め、抗腫瘍効果を発揮します。５‐ＡＬＡはがん細胞に多く取り込まれる性質があるため、選択的にがん細胞のみ活性酸素の産生を高めることができます。その結果、がん細胞を死滅させることができるのです。（巻末参考文献6）

また、５‐ＡＬＡが前立腺がん細胞におけるミトコンドリアの活性酸素種の産生を促進することで、放射線抵抗性を低下させるといった奈良県立医科大学泌尿器科の研究グループによる研究もあります。

前述しましたが、５‐ＡＬＡは、ミトコンドリアで生合成されるプロトポルフィリンⅨ（ＰｐⅨ）の前駆体です。蓄積されたＰｐⅨが光によって励起されると、活性酸素種が生成されます。この研究では、光によって励起されなくても、５‐ＡＬＡがその代謝物であるＰｐⅨを介して活性酸素種を生成することで、前立腺がん細胞の放射線療法に対する感受性を高めることを報告しています。５‐ＡＬＡは、放射線照射直後にミトコンドリア内の活性酸素種産生を増強し、ミトコンドリアの機能障害を引き起こして細胞死を増強しました。（巻

末参考文献７）

この実験結果は、５‐ＡＬＡの投与ががん細胞内でＰｐⅨの生成を増やし、ＰｐⅨが活性酸素の産生を増やすことによって、アルテスネイトのフェロトーシス誘導を増強することを示唆しています。

●5-アミノレブリン酸＋クエン酸第一鉄ナトリウムは健康寿命を延ばし、がん細胞を死滅する

５‐アミノレブリン酸（５‐ＡＬＡ）には、老化性疾患を軽減する可能性も指摘されています。

たとえば、５‐ＡＬＡと鉄剤のクエン酸第一鉄ナトリウムを組み合わせると、健全な筋肉とミトコンドリアを維持され、２型糖尿病の症状が改善されるという実験結果が報告されています。（巻末参考文献８）

この研究では、生後６週齢の雄マウスに、通常食、高脂肪食、またはクエン酸第一鉄ナトリウムと５‐ＡＬＡを添加した高脂肪食を15週間与えました。高脂肪食を与えたマウスに５‐ＡＬＡ＋クエン酸第一鉄ナトリウムを同時に補給させると、筋肉量の減少が防止され、筋力が向上し、肥満が解消し、インスリン抵抗性が減少しました。

５‐ＡＬＡ＋クエン酸第一鉄ナトリウムは、ミトコンドリアの形態異常を防止し、グル

コース取り込みやミトコンドリアの酸化的リン酸化関連遺伝子の発現など、骨格筋細胞の遺伝子発現に対する高脂肪食の悪影響を正常に戻しました。それだけでなく、ミトコンドリアDNAのコピー数の減少も防ぎました。

つまり、5‐ALAとクエン酸第一鉄ナトリウムの補給が、骨格筋とミトコンドリアの健康状態の改善を介して、2型糖尿病の予防効果を発揮することを示唆しているのです。

5‐ALAとクエン酸第一鉄ナトリウムが、ショウジョウバエの筋肉老化を改善し、健康寿命を延長することも報告されています。（巻末参考文献9）

ミトコンドリアの機能低下は老化と関係しています。5‐ALAとクエン酸第一鉄ナトリウムの組み合わせは、ミトコンドリア機能を改善します。この研究では、ショウジョウバエの成体に、さまざまな濃度の5‐ALAとクエン酸第一鉄ナトリウムを含むコーンミール餌を与え、運動機能、寿命、筋肉構造、加齢に伴うミトコンドリア機能の変化を分析しました。

その結果、5‐ALAとクエン酸第一鉄ナトリウムを与えると、加齢に伴う運動機能の低下が軽減され、寿命が延びることが示されました。さらに、高齢動物の筋肉構造を保存し、ミトコンドリア膜電位を維持することもわかりました。

このように、5‐ALA+クエン酸第一鉄ナトリウムの組み合わせが、ミトコンドリア機能を高め、糖尿病や肥満など代謝性疾患を改善し、健康寿命を延ばす可能性が数多くの実験

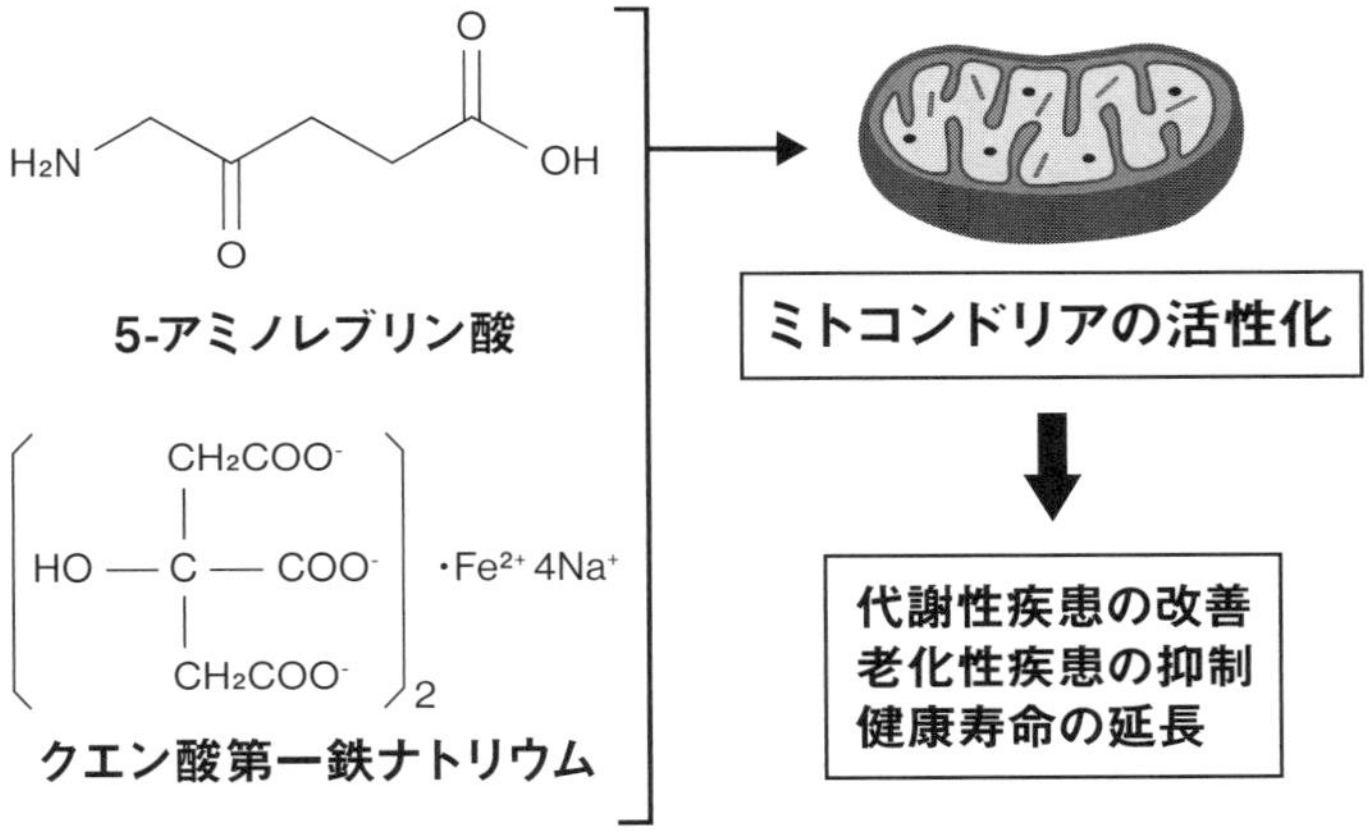

【図19】5-アミノレブリン酸とクエン酸第一鉄ナトリウムをサプリメントとして補充すると、ミトコンドリア機能を高め、糖尿病や肥満など代謝性疾患を改善し、老化性疾患の進行を抑制し、健康寿命を延ばす可能性が報告されている。

で報告されています。（図19）

５-ＡＬＡ＋クエン酸第一鉄ナトリウムの組み合わせには、抗がん作用も期待されています。シトクロムｃオキシダーゼ活性の活性化を通じて、活性酸素種生成を促進し、胃がん細胞の細胞生存率を低下させるといった報告も出ています。

また、５-ＡＬＡは光線力学療法に使用されます。この光線力学療法では、５-ＡＬＡから変換されたプロトポルフィリンⅨが活性酸素種を生成し、がん細胞を死滅させます。

５-ＡＬＡは活性酸素種を生成するシトクロムｃオキシダーゼの活性を促進させますが、クエン酸第一鉄ナトリウムもシトクロムｃオキシダーゼ活性を高めることが報告されています。そこで5‐ALAとクエン酸第一鉄ナトリウムの組み合わせが、シトクロムcオキシダーゼ活性の活性化を通じて、活性酸素種生成を促進し、胃がん細胞の細胞生存率を低下させるかどうかを検討しています。

その結果、5‐ALAとクエン酸第一鉄ナトリウムの治療により、細胞内ヘムとヘムタンパク質が増加することが示されました。さらに、シトクロムcオキシダーゼ活性が促進され、細胞内活性酸素種の生成が増え、最終的にヒト胃がん細胞株MKN45の細胞生存率が低下しました。つまり、5‐ALAとクエン酸第一鉄ナトリウムの併用投与が、がん細胞内で活性酸素の産生を増やして、がん細胞を死滅させるということです。（巻末参考文献10）

5‐ALA＋クエン酸第一鉄ナトリウムの組み合わせは、ミトコンドリアの働きを良くし、正常細胞の働きも向上させます。しかし、ミトコンドリアでの代謝を促進することは、がん細胞にとっては活性酸素によるダメージが増えることになります。そうして細胞死を引き起こすことにつながるわけです。（図20）

●5-アミノレブリン酸はヘムの合成を亢進してアルテスネイトの抗腫瘍効果を増強する

アルテスネイトなどのアルテミシニン誘導体の殺細胞作用は、正常細胞に比べてがん細胞に強く発現します。

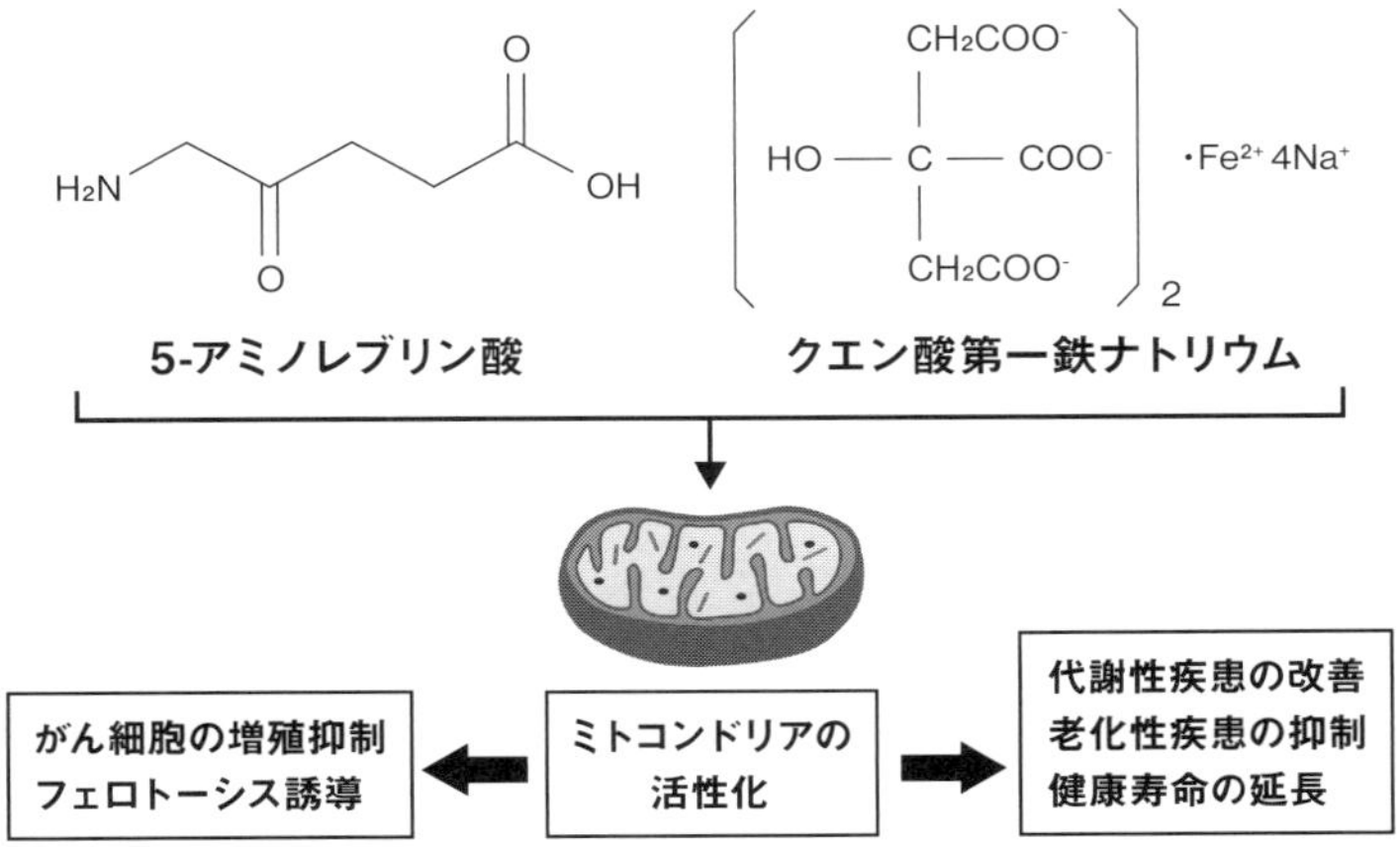

【図20】5-アミノレブリン酸とクエン酸第一鉄ナトリウムをサプリメントとして補充すると、ミトコンドリア機能を高めることができ、糖尿病や肥満など代謝性疾患を改善し、老化性疾患の進行を抑制し、健康寿命を延ばすことができる。一方、がん細胞に対しては、酸化ストレスを高め、がん細胞の増殖抑制とフェロトーシス誘導による抗がん作用を発揮する。

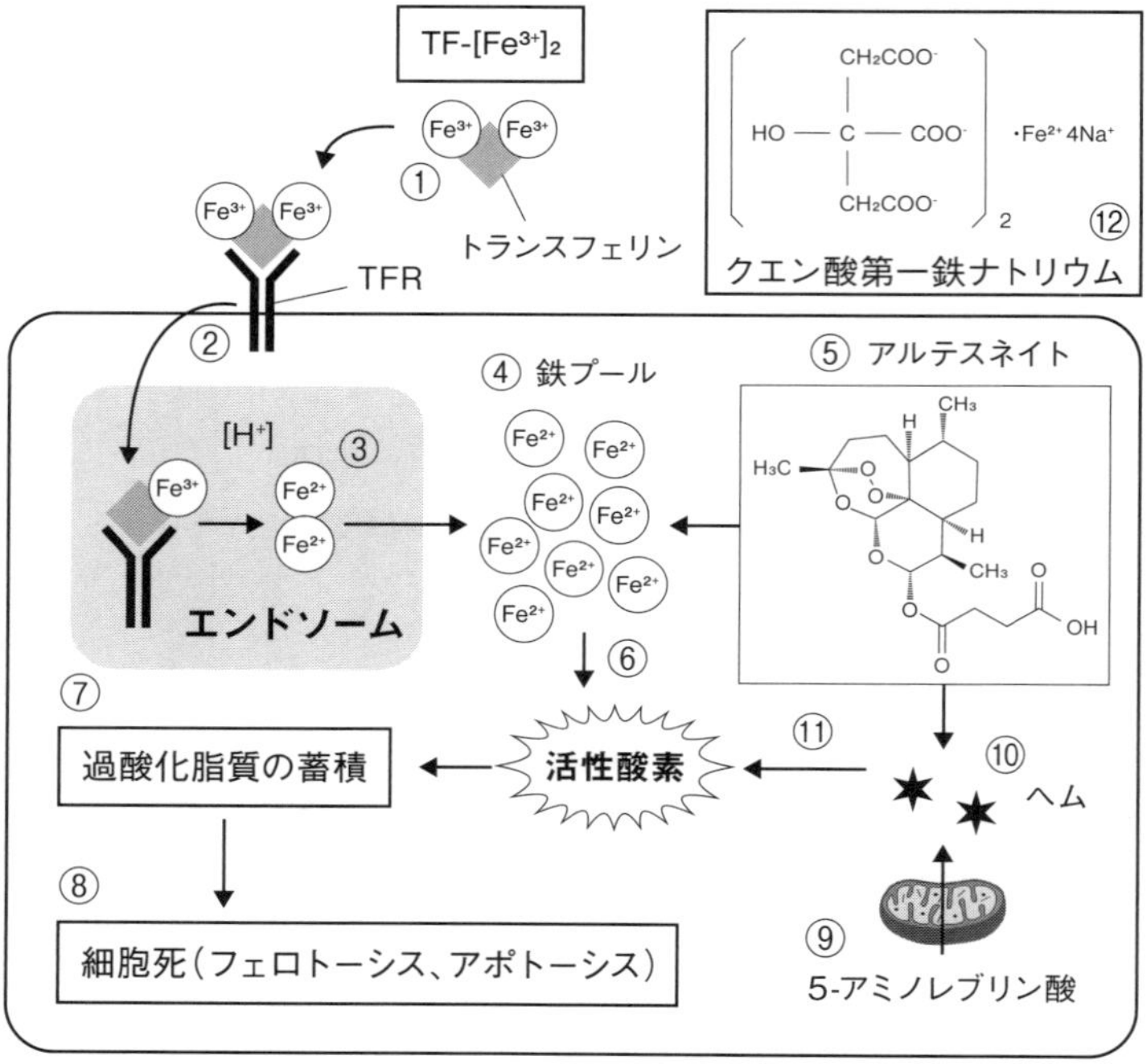

【図21】 トランスフェリンは3価の鉄イオン (Fe^{3+}) を運搬し (①)、細胞膜に存在するトランスフェリン受容体 (TFR) に結合すると、この複合体は細胞内に取り込まれる (②)。エンドソーム内の酸性の環境では、鉄イオンはトランスフェリンから離れ、3価の鉄イオン (Fe^{3+}) は2価の鉄イオン (Fe^{2+}) に還元される (③)。2価の鉄イオンは細胞質に移行して鉄プールに入り、細胞内のさまざまな目的で使用される (④)。アルテスネイト (⑤) は細胞質の2価鉄イオンと反応して活性酸素を発生させ (⑥)、過酸化脂質の蓄積を引き起こし (⑦)、フェロトーシスやアポトーシスによる細胞死を誘導する (⑧)。5-アミノレブリン酸 (⑨) はミトコンドリアでのヘム合成を促進し (⑩)、ヘムはアルテスネイトと反応して活性酸素を発生する (⑪)。アルテスネイトと5-アミノレブリン酸と鉄剤のクエン酸第一鉄ナトリウム (⑫) を併用すると、がん細胞に特異的に細胞死を誘導できる。

その理由として、がん細胞ではヘムの合成が亢進していることが指摘されています。実際に、ヘム合成の前駆物質の５-アミノレブリン酸（５-ＡＬＡ）を添加し、がん細胞のヘム合成を亢進すると、アルテミシニンの抗腫瘍活性も亢進することが示されています。（巻末参考文献11）

マウスの移植腫瘍を用いた実験でも、アルテミシニン単独よりも、アルテミシニン＋５-ＡＬＡの併用の方が抗腫瘍効果が高くなっています。

また、鉄剤（クエン酸第一鉄ナトリウム）と５-ＡＬＡを併用すると、活性酸素の産生量を増やし、アルテスネイトの抗腫瘍効果を高めることができます。鉄剤と５-ＡＬＡをがん細胞に取り込ませてからアルテスネイトを投与すると、フェロトーシス誘導はさらに促進させることができます。（図21）

【第4章】

5－アミノレブリン酸は解糖系を阻害する

5－アミノレブリン酸（5－ALA）はミトコンドリアを活性化してフェロトーシスを促進するだけでなく、乳酸脱水素酵素Aの活性を強力に阻害することで、がん細胞の解糖系での代謝も阻害します。解糖系の阻害は、がん細胞内ATP量を減少し、酸化ストレスを増大してフェロトーシスによる細胞死をさらに増強します。

●がん細胞は乳酸産生が増えている

第3章では、5－ALAがミトコンドリアを活性化して、がん細胞内で活性酸素の産生を高めることで、アルテスネイトによるフェロトーシスを促進することを説明しました。さらに５‐ＡＬＡは、乳酸脱水素酵素Ａの活性を阻害して、がん細胞の酸化ストレスをさらに増強させることができます。その仕組みを説明しましょう。

がん細胞の代謝の特徴は、酸素が十分にあってもミトコンドリアでの酸化的リン酸化によるエネルギー（ＡＴＰ）産生が抑制され、酸素を使わないグルコースの分解（解糖）が亢進していることです。そのため、グルコースの取り込みが増え、乳酸の産生が増えています。これを「ワールブルグ効果」あるいは「好気的解糖」といいます。

解糖系でできたピルビン酸（ＡＴＰ産生に重要な解糖系の最終代謝物）は、嫌気的条件（酸素がない状態）では乳酸に変換されます。解糖系でグルコースからピルビン酸まで分解したあと、酸素があればＴＣＡ回路（クエン酸回路）と電子伝達系による酸化的リン酸化によってＡＴＰを生成しますが、酸素がない場合はピルビン酸からさらに乳酸に変換されます。ピルビン酸を乳酸に変換する酵素が、乳酸脱水素酵素（Lactate Dehydrogenase：ＬＤＨ）です。

がん細胞の場合は、酸素が十分にあっても、ミトコンドリアでの酸化的リン酸化を抑制しているので乳酸を生成する方に行きます。なぜピルビン酸で止まらず乳酸に変換されるかというと、解糖系で還元されたＮＡＤＨ（還元型ニコチンアミドアデニンジヌクレオチド）を酸化型のNAD^+に戻すためです。NAD^+が枯渇すると解糖系が進行しなくなります。これは逆にいうと、NAD^+がある限り、無酸素の条件でもエネルギーを産生できることになります。がん細胞が酸素なしでも生存し増殖できるのは、乳酸発酵でNAD$^+$を再生しているからなのです。

解糖系でのグルコースからピルビン酸への代謝で、1分子のグルコースから2分子のATPを産生できます。乳酸発酵によって酸化型NAD（NAD$^+$）を再生することによって、がん細胞は無酸素条件下で生きていけるのです。（図22）

●がん細胞では乳酸脱水素酵素Aの発現と活性が亢進している

乳酸脱水素酵素（LDH）には、「LDH-A」と「LDH-B」の2つのサブタイプがあります。LDH-Aは骨格筋タイプ、あるいはLDH-Mともいい、ピルビン酸から乳酸の変換に適しています。骨格筋では通常は有酸素でミトコンドリアでの代謝が中心ですが、短距離ダッシュのような無酸素での運動では骨格筋で嫌気的解糖によるエネルギー産生が起こるので、LDH-Aが必要になります。

一方、LDH-Bは心臓タイプあるいはLDH-Hともいい、乳酸からピルビン酸の変換に適しています。心臓では血中の乳酸もエネルギー源に利用するので、乳酸からピルビン酸に変換するLDH-Bが必要になります。（図23）

ワールブルグ効果（好気的解糖）が亢進しているがん細胞では、LDH-Aの発現も亢進

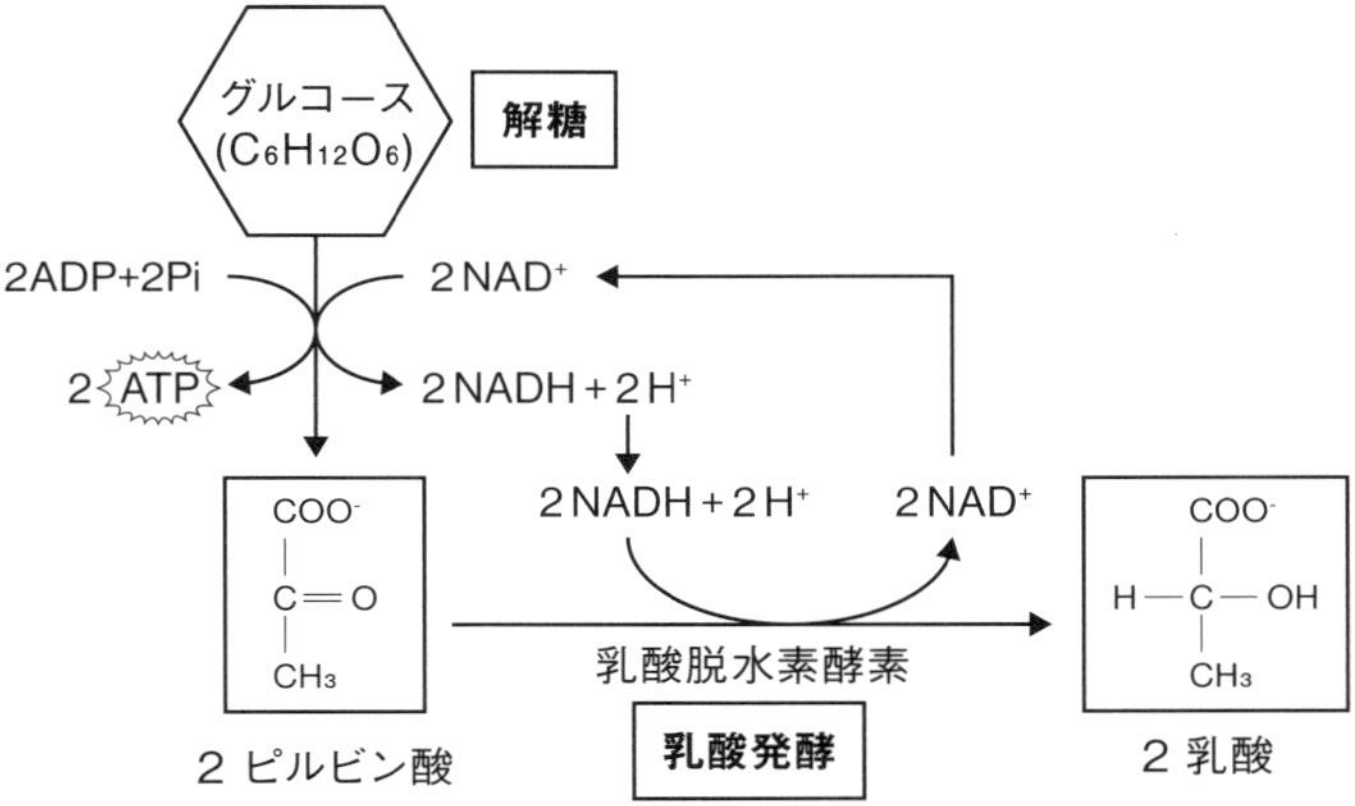

【図22】 解糖系では１分子のグルコースから２分子のピルビン酸、２分子のATP、２分子のNADH + H^+ が作られる。乳酸発酵では、NADH + H^+ を還元剤として用いてピルビン酸を還元して乳酸にする。この乳酸発酵によってNAD$^+$ を再生することによって酸素を使わないATP産生（解糖）が続けられる。その結果、がん細胞は乳酸産生が増えている。

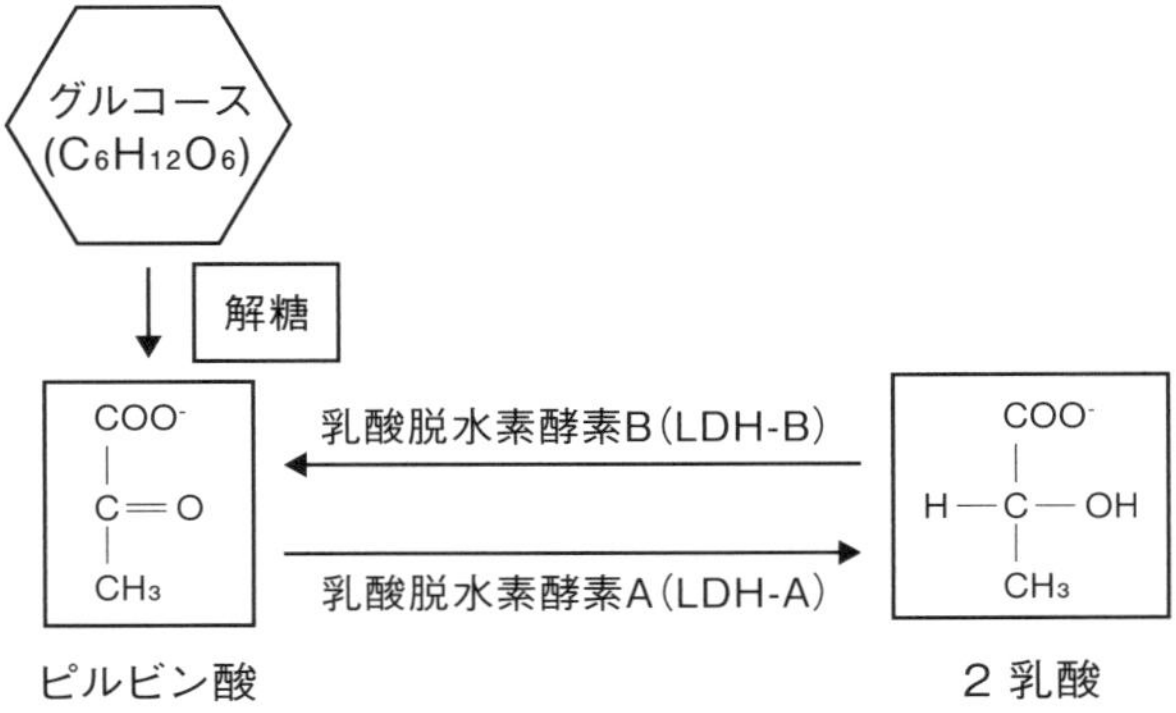

【図23】 乳酸脱水素酵素(LDH) はピルビン酸から乳酸への変換を促進するLDH-Aと、乳酸からピルビン酸への変換を促進するLDH-Bの２つのタイプがある。

しています。正常細胞ではＬＤＨ‐Ａは骨格筋にしか発現しませんが、多くのがん細胞でＬＤＨ‐Ａの発現亢進が認められます。ＬＤＨ‐Ａは低酸素誘導因子‐１（ＨＩＦ‐１）によって発現が誘導されますが、がん細胞ではそのＨＩＦ‐１の発現も亢進しています。がん細胞での発現が多いＬＤＨ‐Ａは、がん治療のターゲットになり得るのです。

●乳酸脱水素酵素Aの発現量は予後不良のマーカー

乳酸脱水素酵素（ＬＤＨ）は、がんの予後にも影響しています。ＬＤＨの血中濃度が高いほど、がんは予後不良になるというデータが多数報告されています。

がん細胞のＬＤＨの活性が高くなると、乳酸とプロトン（水素イオン）の産生が増加し、がん組織の酸性化が亢進します。そうした状態は、がん細胞の浸潤や転移を促進するため、予後不良になるというのが理由です。

７８９５例のがん患者を対象に、がん診断の3年以内の血清ＬＤＨの結果を集め、全死亡およびがん関連死亡との関係を解析した報告があります。

追跡期間の終わりまでに５７９９人が亡くなりましたが、詳しく解析すると興味深い事実が判明しました。がん診断前のＬＤＨ値が低い群に比べて、ＬＤＨ値が高い群では、全死因による死亡のハザード比（相対的な危険度）は１・43（95％信頼区間：１・31‐１・56）、がん関連死因による死亡のハザード比は1・46（95％信頼区間：1・32‐1・61）でした。部位別の解析では、前立腺がん、肺がん、結腸・直腸がん、胃・食道がん、婦人科腫瘍、血液腫瘍において、LDH高値はがん関連死亡率と正の相関を認めました。つまり、多くのがんにおいて、LDH高値は予後不良を意味することがわかったのです。（巻末参考文献12）

固形がんにおける乳酸脱水素酵素と予後との関係を検討した報告もあります。

進行したがん患者を対象とした76件の研究のメタ解析を行った結果、LDH値が高いほど全死因死亡率が高くなることが明らかになりました（ハザード比1・7：95％信頼区間1・62‐1・79）。転移性のがんにおいて、血清LDH値は予後を推定する安価で、有用なマーカーになり得ると考察しています。（巻末参考文献13）

LDHは大部分の細胞に含まれますが、特に肝臓や腎臓、心筋、骨格筋、赤血球などに多く含まれています。肝臓や心臓などの臓器に異常が発生して細胞が死滅すると、血液中にLDHが流れ出し、高いLDH値を示すようになります。がん以外では、急性肝炎や心筋梗塞、うっ血性心不全、進行性筋ジストロフィー症、溶血性貧血などによっても著しく増加します。

多くのがんでLDHは上昇します。がん細胞は正常細胞よりLDHの発現量が多いからです。がんが大きくなるとがん組織の中で死滅する細胞も増えるので、血中にLDHが流出して血清LDH値が高くなります。したがって、血清LDHの値はがん進行のマーカーとなり、予後とも関連することになります。

●乳酸脱水素酵素Aを阻害すると抗がん剤感受性が亢進する

卵巣がんや肺がん、乳がんなど、さまざまながんに使用されるタキソールという抗がん剤があります。このタキソールに対して、がん細胞が抵抗性を示す（死滅しない）状態を「タキソール抵抗性」といいます。

タキソール抵抗性のがん細胞に乳酸脱水素酵素Aを阻害する薬を投与すると、タキソールに感受性になる（抵抗性が減弱する）ことを示す報告があります。この報告では、乳がん細胞のタキソール抵抗性の獲得における乳酸脱水素酵素Aの役割を検討しています。

タキソール抵抗性の乳がん細胞は、乳酸脱水素酵素Aの量と活性が高くなっていました。そこで乳酸脱水素酵素Aの阻害剤であるオキサミン酸（oxamate、ピルビン酸と拮抗して乳酸脱水素酵素を阻害する）を投与したところ、タキソールに対する抵抗性が減弱しました。その結果、オキサミン酸とタキソールを併用すると、乳がん細胞の細胞死が相乗的に増強しました。（巻末参考文献14）

がん細胞がタキソールに抵抗性を示すためには、タキソールを排出する細胞のポンプ作用の亢進が関与しています。しかし、ポンプ作用を亢進するには、多くのエネルギーが必要になります。がん細胞はエネルギーの多くを解糖系で産生しており、その生化学反応を行うのに乳酸脱水素酵素が必要です。この乳酸脱水素酵素を阻害すると、がん細胞はエネルギー産生が低下し、タキソールを細胞外に排出することができなくなります。その結果、タキソールに感受性になると考えられています。

オキサミン酸は人間では安全性が確認されていないため、がん治療には使用できませんが、抗炎症剤のジクロフェナクにＬＤＨ‐Ａ阻害作用があることも報告されています。さらに最近、サプリメントとして販売されている５‐アミノレブリン酸（第３章で解説）にも、ＬＤＨ‐Ａの活性を阻害する効果があることが報告されています。（後述）

●乳酸脱水素酵素Ａの阻害は酸化ストレスを高める

乳酸脱水素酵素Ａの活性を阻害すると、細胞内ＡＴＰ量が減少し、酸化的ストレスが増大し、細胞死が誘導されるという報告もあります。

がんを移植したマウスに、乳酸脱水素酵素Ａの活性を阻害する物質（ＦＡ11）を投与すると、移植したヒト悪性リンパ腫や膵臓がんの増殖が抑制されました。これらの結果から、乳酸脱水素酵素Ａの活性を阻害すると、がん細胞を死滅させられることが明らかになりました。

（巻末参考文献15）

正常細胞が低酸素状態になると、低酸素誘導因子－1（HIF－1）が活性化され、乳酸脱水素酵素Aの発現が誘導されて、嫌気的解糖系が亢進することになります。

一方、がん細胞では、低酸素状態でなくてもHIF－1の発現と活性が亢進しています。HIF－1の転写活性によって、解糖系酵素のヘキソキナーゼ、乳酸脱水素酵素A、ピルビン酸脱水素酵素キナーゼの活性が亢進し、解糖系でのグルコース代謝が亢進することで、ミトコンドリアでの酸素呼吸が抑制されています。これが、がん細胞の代謝の特徴です。

酸化ストレスはがん細胞の増殖や浸潤や転移を阻害します。解糖系を抑制し、酸化ストレスを高めるLDH－Aの阻害は、がん細胞の増殖を抑えることになります。（図24）

●5-アミノレブリン酸は乳酸脱水素酵素Aを阻害する

第3章で解説したように、5－アミノレブリン酸（5－ALA）は、ポルフィリン合成経路の最初の生成物です。動物においてはミトコンドリア内でグリシンおよびスクシニルCoAから、アミノレブリン酸合成酵素の作用で合成されます。5－ALAは最終的にプロトポルフィリンⅨとなり、鉄イオンを配位することで、血液中のヘモグロビンや薬物代謝酵素であるP450を構成するヘムとなります。

ヘムは食物と酸素からエネルギーを取り出すという、我々の生命活動の根本を担う「呼吸

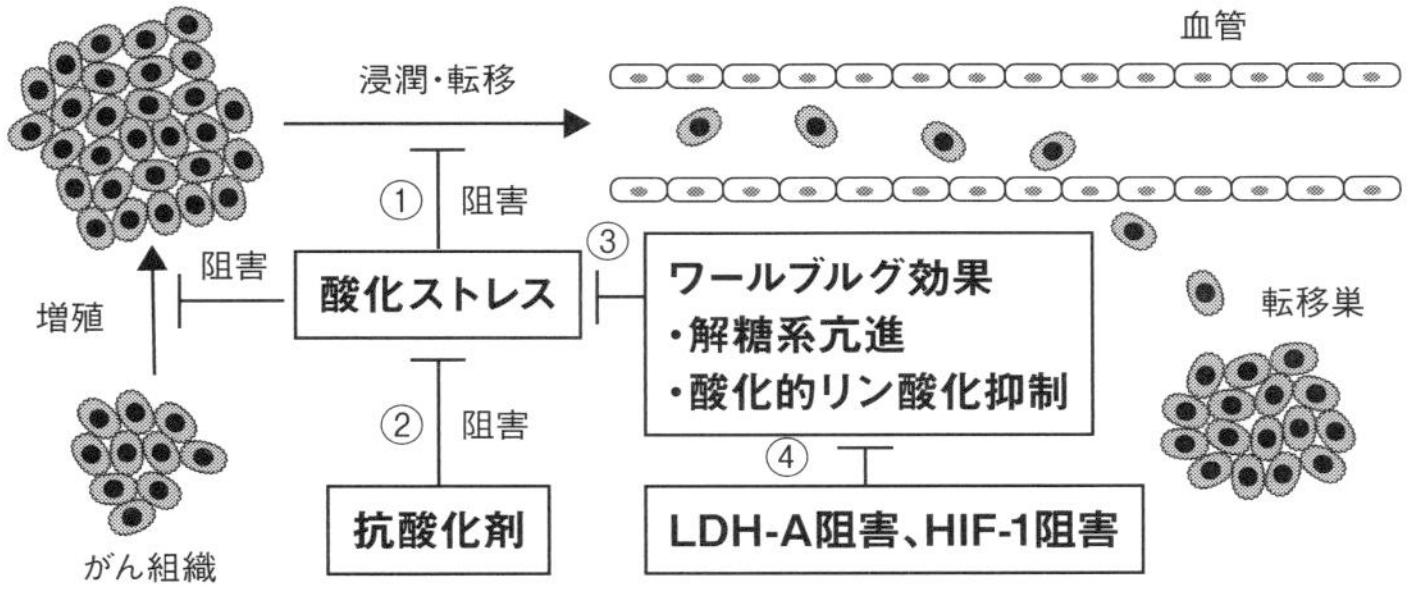

【図24】酸化ストレスはがん細胞の負担になるので、がん細胞の増殖や浸潤・転移を抑制する（①）。抗酸化剤を摂取すると、がん細胞の酸化ストレスを軽減して増殖や転移を促進する（②）。がん細胞では解糖系が亢進し、ミトコンドリアでの酸化的リン酸化が抑制されており、これをワールブルグ効果という。このワールブルグ効果はがん細胞の酸化ストレスを軽減している（③）。LDH-A（乳酸脱水素酵素 A）と HIF-1（低酸素誘導因子 -1）を阻害するとワールブルグ効果を抑制する（④）。ワールブルグ効果の抑制は、がん細胞の酸化ストレスを亢進するので、がん細胞の増殖や浸潤・転移が抑制される。

鎖複合体」の中心的物質でもあります。５‐ＡＬＡがなければ、私たちはエネルギーを得ることができず、活動すらできません。

その一方で５‐ＡＬＡには、乳酸脱水素酵素Ａの活性を強力に阻害する働きがあることも報告されています。多形性神経膠《こう》芽《が》腫《しゅ》細胞（グリオブラストーマ）を使った実験では、５‐ＡＬＡを添加すると解糖活性が急激に低下し、解糖によるアデノシン３リン酸（ＡＴＰ）生成の減少が認められ、細胞死が誘導されました。これらの結果は、５‐ＡＬＡが解糖の阻害剤であることを示唆しました。

５‐ＡＬＡは、確立された乳酸脱

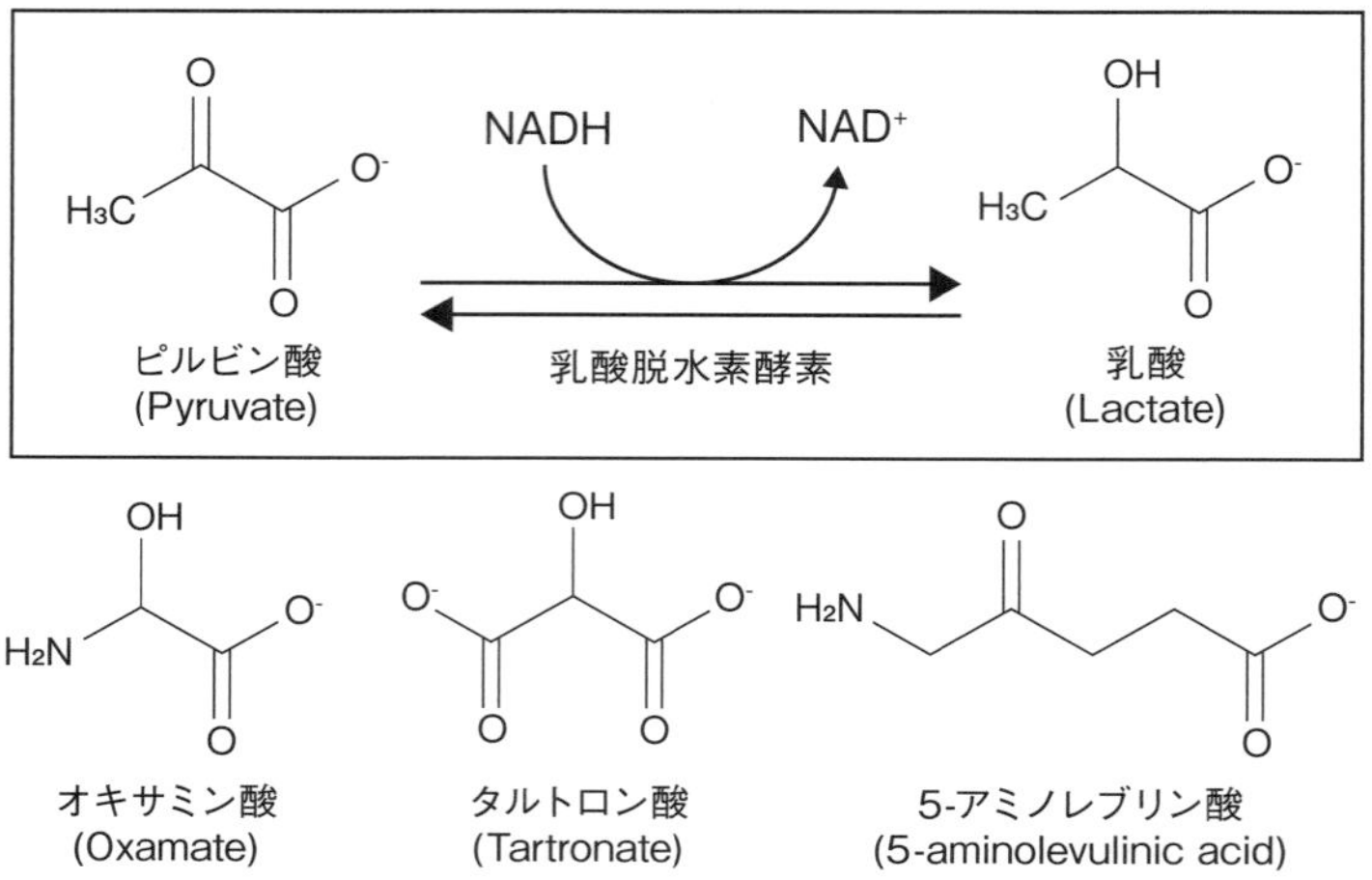

【図25】乳酸脱水素酵素 A はピルビン酸を乳酸に変換する。オキサミン酸とタルトロン酸はピルビン酸および乳酸と構造が類似しており、乳酸脱水素酵素の基質となり拮抗阻害する。5- アミノレブリン酸はオキサミン酸やタルトロン酸と構造が類似し、乳酸脱水素を阻害する活性がある。

水素酵素（ＬＤＨ）阻害剤であるオキサミン酸およびタルトロン酸（tartronic acid）と構造的に類似しています。コンピューターで解析をした結果、５-ＡＬＡはＬＤＨの競合阻害剤であることが示されました。さらに、酵素アッセイ（精製した酵素を使って活性を計測する）および細胞溶解物アッセイ（細胞溶解物を使って特定の酵素の活性を計測する）によって、５-ＡＬＡがオキサミン酸およびタルトロン酸に匹敵する強力なＬＤＨ阻害剤であることが確認されました。（巻末参考文献16）

オキサミン酸とタルトロン酸は、

乳酸脱水素酵素の基質のピルビン酸および乳酸と構造が類似しており、乳酸脱水素酵素の基質となることで、乳酸脱水素酵素を阻害します。５‐アミノレブリン酸は乳酸脱水素酵素の基質にはなりませんが、オキサミン酸やタルトロン酸と構造が類似しており、乳酸脱水素を阻害する活性があるという報告です。（図25）

この研究では、５‐ＡＬＡが、オキサミン酸やタルトロン酸などの確立された乳酸脱水素酵素阻害剤に匹敵する効力を持っていることを明らかにしています。

５‐ＡＬＡは、がん細胞の中でも特に膠芽腫に多く取り込まれます。実際、５‐ＡＬＡは２０１７年に米国食品医薬品局（ＦＤＡ）によって、グレードⅢおよびⅣの神経膠腫《こうしゅ》の悪性組織の可視化の補助剤として承認されており、悪性神経膠腫や多形性神経膠芽腫などの脳腫瘍の切除をガイドするために使用されています。

多形性神経膠芽腫の蛍光ガイド下切除術のために患者に与えられる通常の用量は、１回に20㎎／kgです。手術前に体重60kgなら１２００㎎を投与しています。

がん細胞における乳酸脱水素酵素を阻害するには、５‐ＡＬＡを１日２００～５００㎎程度、数週間摂取する方法が現実的です。さらに解糖系を阻害する２‐デオキシ‐Ｄ‐グルコースを体重１kg当たり40㎎から60㎎程度併用すると、特異的にがん細胞のエネルギー産生を阻害し、酸化ストレスを高めることができます。

【第5章】

2－デオキシ－D－グルコースは抗酸化力を低下させる

グルコース類縁物質に、「2‐デオキシ‐D‐グルコース（2‐DG）」があります。

この2‐DGも、がん細胞における抗酸化力（活性酸素やフリーラジカルを消去する能力）を低下させ、アルテスネイトなどによるフェロトーシス誘導を増強することができます。

●エネルギーが枯渇すれば細胞は死ぬ

がん細胞も正常細胞も生きていくためにはエネルギー、すなわちアデノシン3リン酸（ATP）が必要です。物質を合成させたり細胞を働かせたりするエネルギーのすべてはATPによって供給されます。活性酸素によるダメージを防ぐ抗酸化力もATPによって供給されるため、ＡＴＰ産生が低下するとフェロトーシスを防ぐことができなくなります。「がん細胞のＡＴＰ産生を阻害すればがん細胞は死滅する」というのは当たり前の話になります。しかし問題は、正常細胞のエネルギーは減少させずに、がん細胞だけのエネルギーを枯渇させることができるかどうかです。正常細胞もエネルギーが枯渇すると死滅してしまうからです。

ミトコンドリアの呼吸酵素を阻害し、ＡＴＰ産生を低下させる物質は数多く知られています。しかし、正常細胞とがん細胞の区別ができなければ、強い副作用がでてしまいます。たとえば、青酸カリ（シアン化カリウム）はミトコンドリアの呼吸酵素を阻害し、ＡＴＰ産生を止めることで細胞を死滅させます。しかし、正常細胞とがん細胞を同様に死滅させるため、がん治療には使うことができません。

正常細胞に作用せず、がん細胞だけにＡＴＰ産生を阻害する方法があれば、がん細胞に選択的にフェロトーシスを誘導することが可能になります。

正常細胞とがん細胞のエネルギー産生には大きな違いがあります。がん細胞は正常細胞に比べてグルコースの取り込みが増え、酸素を使わないでグルコースからＡＴＰを産生する解糖という代謝系が亢進しています。解糖系を阻害する方法として第４章で５-アミノレブリン酸を紹介しました。５-アミノレブリン酸はがん細胞に多く取り込まれ、乳酸脱水素酵素

Aを阻害して、解糖系の働きを低下させることができます。
その他、がん細胞に多く取り込まれ、解糖系を阻害する方法に、2-デオキシ-D-グルコースがあります。

●2-デオキシ-D-グルコース（ブドウ糖）の誘導体

2-デオキシ-D-グルコース（2-Deoxy-D-glucose、以下2-DG）は、2位の水酸基（OH）が水素原子（H）に置換されたグルコース類縁物質です。（図26）

2-DGは、グルコースと同じようにグルコース輸送体であるグルコース・トランスポーター（GLUT1）を利用して細胞内に取り込まれます。グルコースと2-DGは細胞内に入ると、ヘキソキナーゼという酵素によってリン酸化され、グルコース-6-リン酸あるいは2-デオキシ-D-グルコース-6-リン酸（2-DG-6-リン酸）に変換されます。リン酸化されるとグルコース・トランスポーターを通過できないため、細胞外へ出られなくなります。このヘキソキナーゼによる6位のリン酸化は、解糖系によるグルコース代謝の最初のステップで、取り込んだグルコースを細胞内に留めておく目的があります。

リン酸化反応後、グルコース-6-リン酸はホスホグルコースイソメラーゼという酵素によってフルクトース-6-リン酸に変換（異性化）され、さらに複数の解糖系酵素で代謝さ

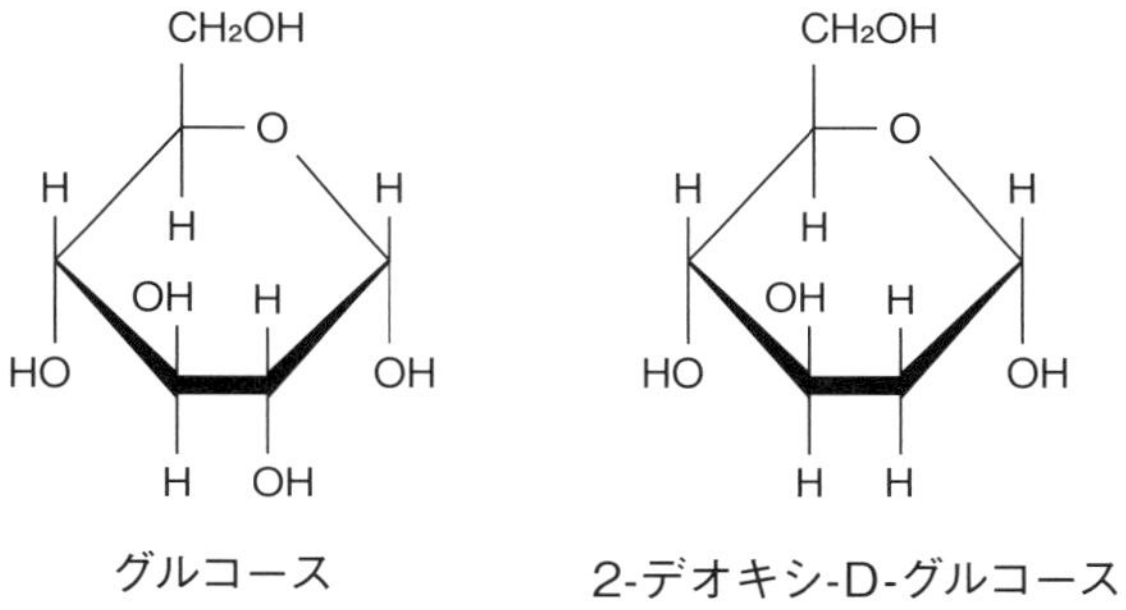

【図26】2-デオキシ-D-グルコースはグルコースの2位の炭素についている水酸基（OH）が水素（H）に置換したグルコース類縁物質。

れてエネルギー産生に、あるいはペントースリン酸経路などによって核酸などの物質合成へと使用されます。

しかし、2-DG-6-リン酸は解糖系酵素で代謝できないため、細胞内に蓄積されます。がん細胞はGLUT1の発現量が増えるため、グルコースと同時に2-DGの取り込み量も多いので、体内に取り込まれた2-DGの多くが2-DG-6-リン酸としてがん細胞に蓄積します。2-DGによってエネルギー産生が低下すると、そのストレス応答によってGLUT1の発現がさらに増え、グルコースの取り込みが増えます。このことは2-DGの取り込みがさらに増えることにもなります。

グルコース-6-リン酸や2-DG-6-リン酸を脱リン酸化する酵素フォスファターゼは、糖新生（乳酸、ピルビン酸、アミノ酸などからグルコースを合成する反応）を行う肝臓や腎臓の細胞にあります。しかし、多くのがん細胞はフォスファターゼ活性が低いため、２‐ＤＧから変換された２‐ＤＧ‐６‐リン酸は細胞外に出ることができず、それ以上代謝されることもないため、そのままの状態で蓄積することになります。

細胞内に蓄積された２‐ＤＧ‐６‐リン酸は、ヘキソキナーゼとホスホグルコースイソメラーゼを阻害します（拮抗阻害）。したがって、２‐ＤＧを経口摂取すると、がん細胞に多く取り込まれ、がん細胞の解糖系を阻害するので、グルコースの代謝によるエネルギー産生と物質合成を阻害することになります。（図27）

２‐ＤＧがががん細胞内に多く蓄積することに着目した検査法が「ＰＥＴ」です。ＰＥＴは「ポジトロン・エミッション・トモグラフィー（Positron Emission Tomography）」の略で、日本語では「陽電子放射線断層撮影」といいます。

２‐ＤＧの2位の水素原子（つまり、グルコースの2位のＯＨ基）を陽電子放出放射性同位体フッ素18（^{18}F）で置換した^{18}F‐フルオロデオキシグルコース（^{18}F-FDG）という薬剤を注射した後、それをＰＥＴ装置で撮影し、ＦＤＧの集まり方を画像化して診断するものです。多くのがん細胞はグルコースの取り込みとヘキソキナーゼ活性が亢進しているため、がん細胞にＦＤＧが集まるのです。

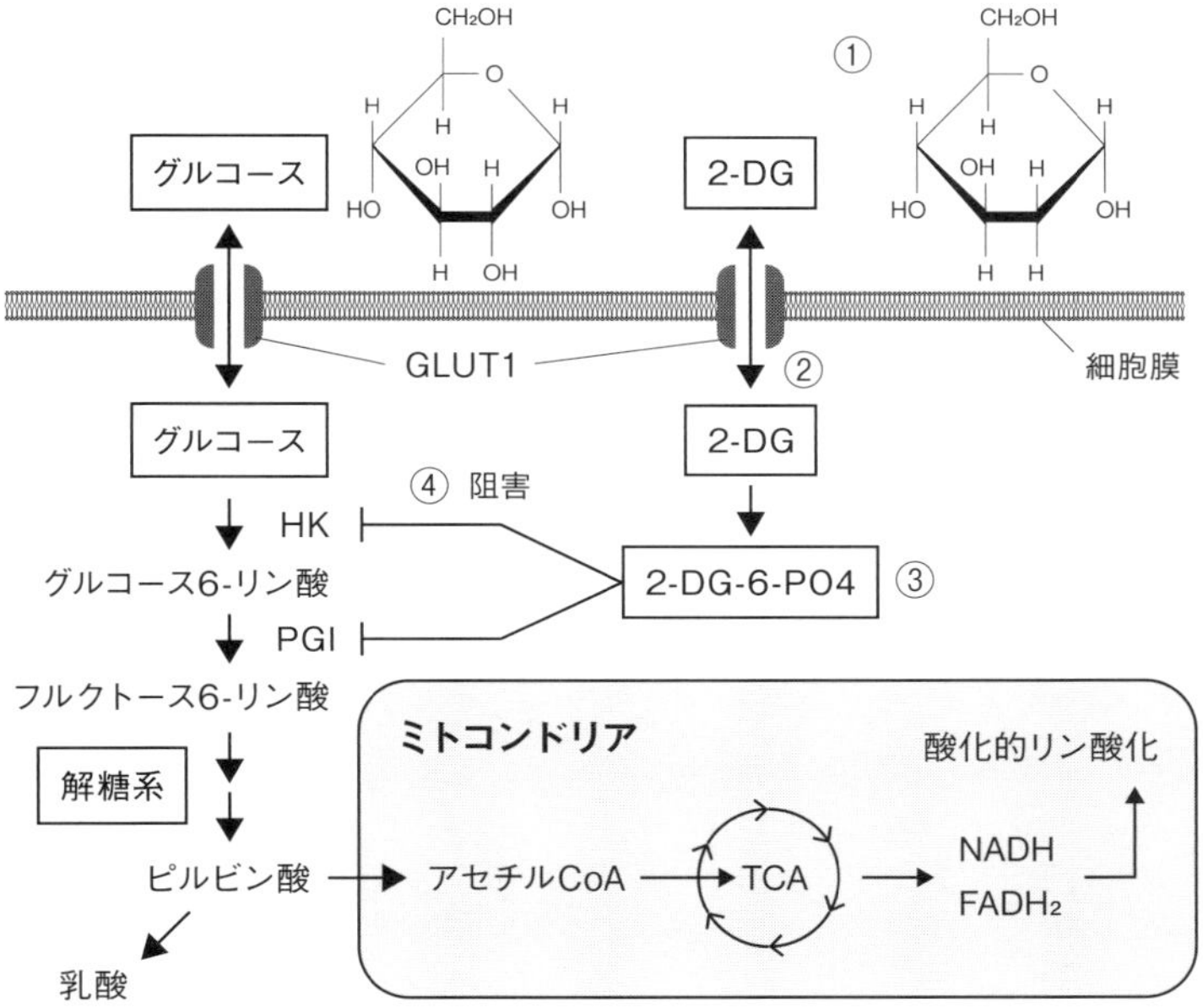

【図27】 2-デオキシ-D-グルコース（2-DG）はグルコースの2位のOHがHに変わっている（①）。グルコースと同様にグルコーストランスポーター1（GLUT1）によって細胞内に取り込まれ（②）、細胞内で2-DG-6リン酸（2-DG-6-PO4）になるが、それから先の解糖系酵素では代謝できないので細胞内に蓄積する（③）。蓄積した2-DG-6リン酸はヘキソキナーゼ（HK）とホスホグルコースイソメラーゼ（PGI）を阻害するので、グルコースの解糖系での代謝が阻害される（④）。

●2-デオキシ-D-グルコースはペントースリン酸経路を阻害する

解糖中間体は多くの生合成系へと流れていきますが、その一つが「ペントースリン酸経路」です。ペントースリン酸経路は、解糖系の中間体であるグルコース6-リン酸から分岐し、同じく解糖系の中間体のグリセルアルデヒド3-リン酸に戻る経路（回路）で、解糖系と同様に細胞質に存在しています。

解糖系と違い、ペントースリン酸経路はATP産生には関与せず、脂肪酸やステロイドの合成、抗酸化物質のグルタチオンやチオレドキシンの還元剤であるNADPHや、核酸の原料となるリボース5-リン酸などの5単糖（ペントース）を産生しています。

細胞が増殖する際には、エネルギー（ATP）だけでなく、核酸や脂肪酸などの物質合成や、酸化ストレスを軽減する還元剤の需要も増えます。したがって、がん細胞では、解糖系とともに、ペントースリン酸経路も亢進しています。

先ほど説明しましたが、2-デオキシ-D-グルコース（2-DG）は、ヘキソキナーゼとホスホグルコースイソメラーゼを阻害し、がん細胞のグルコースの解糖系とペントースリン酸経路を阻害します。その結果、細胞の増殖に必要なNADPHと5単糖（ペントース）の産生も妨げることができるのです。（図28）

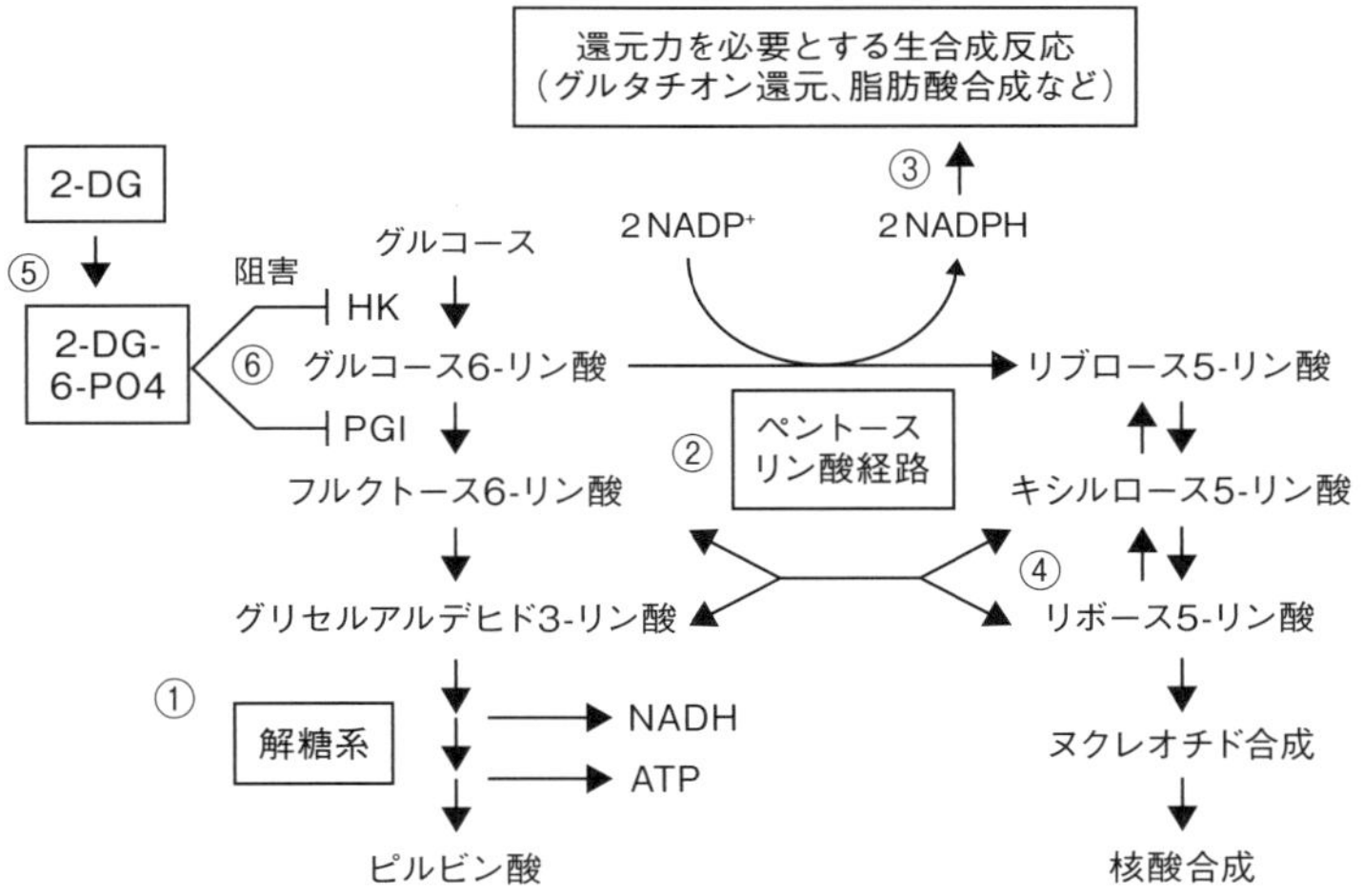

【図28】解糖系はグルコースがピルビン酸に分解される過程でATPが産生される（①）。グルコース6リン酸から派生するペントースリン酸経路（②）では、還元剤のNADPHが産生され（③）、核酸合成の材料になるリボース5-リン酸が産生される（④）。がん細胞ではグルコースの取り込みが増え、解糖系とペントースリン酸経路が亢進して、細胞分裂のためのエネルギー（ATP）産生と物質合成が亢進している。2-デオキシ-D-グルコース（2-DG）は2-DG-6リン酸（2-DG-6-PO4）に変換され（⑤）、2-DG-6-PO4はヘキソキナーゼ（HK）とホスホグルコースイソメラーゼ（PGI）を阻害する（⑥）。その結果、2-DGはグルコースの解糖系とペントースリン酸経路での代謝を阻害する。

●グルコース誘導体の抗がん作用

２‐デオキシ‐Ｄ‐グルコース（２‐ＤＧ）のがん細胞増殖抑制効果は、１９５０年代には指摘されていました。「細胞のエネルギー源であるグルコースの誘導体を取り込ませれば、がん細胞の増殖を抑制できる」というアイデアは、70年以上も前から研究されています。グルコース誘導体の抗腫瘍活性についても検討されており、２‐ＤＧに強い抗腫瘍効果があることも確認されています。

しかし、２‐ＤＧを使ったがん治療は、その後、あまり注目されなかったようです。その理由の一つは、がんの治療においては、「強い毒性をもった化合物を使ってがん細胞を一掃するような治療法」が１９５０年代以降は主流になっていたからだと思います。

最初（１９４６年）の抗がん剤はナイトロジェンマスタードで、第一次世界大戦に化学兵器として使われたマスタードガスのイオウ原子を窒素に置き換えた化合物です。ＤＮＡをアルキル化（化合物にアルキル基を導入する化学反応）することによって、核酸の合成を阻害して細胞の増殖を抑えます。白血病や悪性リンパ腫の治療薬として効果を認められましたが、その作用機序から明らかなように、正常細胞に対する毒性が強いのが問題でした。

その後、毒性を弱めたナイトロジェンマスタード誘導体が開発され、シクロフォスファミドやメルファランといった抗がん剤が現在も使用されています。これらはアルキル化剤という抗がん剤に分類されています。

１９５０年代以降のがん治療法の研究領域では、「がんはいかなるコストを払っても抹殺すべき」という考えが主流で、がん細胞を死滅させる細胞毒を見つける研究が重要とされてきました。そのため、「がん細胞のエネルギー産生経路を阻害してがん細胞の増殖を低下させる」というアイデアは注目されなかったのかもしれません。

しかし、ワールブルグ効果（酸素が十分にある条件下でも酸素を使わない解糖系でＡＴＰを産生する現象）が再評価されるようになると、がん細胞のエネルギー産生と物質合成を阻害する方法として２‐ＤＧにも注目が集まるようになります。そして多くの動物実験で抗腫瘍効果が証明され、人間での臨床試験も実施されるようになったのです。

●２‐デオキシ‐Ｄ‐グルコースはがん細胞の抗酸化力を弱める

それでは、２‐デオキシ‐Ｄ‐グルコース（２‐ＤＧ）は、どのようにしてがん細胞の抗酸化力を弱めるのでしょうか。その仕組みを見てみましょう。

２‐ＤＧは、グルコースと同じトランスポーター（ＧＬＵＴ１）から細胞内に取り込まれます。がん細胞はＧＬＵＴ１の発現量が増えており、２‐ＤＧはグルコースと同様に正常細胞よりがん細胞に多く取り込まれます。

２‐ＤＧはがん細胞の解糖系を阻害するので、がん細胞の増殖速度を低下させる効果があります。高度に転移しやすい骨肉腫細胞をマウスに移植する実験で、２‐ＤＧを投与すると増殖速度や転移能が低下し、生存期間が延長することが報告されています。

しかし、２‐ＤＧ単独ではがん細胞を死滅させる作用は弱いといわざるを得ません。これまでに動物実験や人間での研究が報告されていますが、２‐ＤＧの投与だけでは腫瘍を縮小させるような強い抗腫瘍効果は得られていません。

しかし、がん細胞のエネルギー産生や物質合成の経路を阻害すると、抗がん剤や放射線に対するがん細胞の感受性が高まるだけでなく、アルテスネイトなどによるフェロトーシス誘導も増強されます。また、エネルギー（ＡＴＰ）とペントースリン酸経路で作られる還元剤ＮＡＤＰＨの産生を低下させることで、それらを必要とする細胞の抗酸化システムを阻害します。

つまり、２‐ＤＧは細胞の抗酸化力を弱めることができるので、抗がん剤治療や放射線治療、フェロトーシス誘導療法で併用すると、抗腫瘍効果を高めることができるのです。

進行した固形がんの患者における２‐ＤＧの単独および抗がん剤のドセタキセル併用の第１相用量増加試験では、２‐ＤＧを抗がん剤治療と併用する場合の投与量の一つの目安とし

て、1日に体重1kg当たり63mgという報告があります。（巻末参考文献17）

最近の臨床試験では、1日量として体重1kg当たり40〜60mgが使用されているようです。2-DGはグルコースと競合的に取り込まれるため、糖質の摂取が少ない条件では2-DGの服用量を減らしても抗腫瘍効果は期待できます。つまり、糖質摂取を減らす食事を行えば、2-DGの摂取量を減らせるということです。

●抗がん剤治療に2-DGを併用すると抗腫瘍免疫が誘導される

放射線やある種の抗がん剤でがん細胞が死滅すると、この死滅したがん細胞によって免疫細胞が刺激され、がん細胞に対する免疫応答が誘導されます。ここでも2-デオキシ-D-グルコースを併用すると、抗腫瘍免疫（がん細胞を排除する免疫応答）をさらに増強できることが報告されています。

体を構成する正常細胞は、毎日約200分の1の細胞が死滅し、組織幹細胞が細胞分裂して組織の細胞を供給しています。このような生理的な細胞死に対して、体が反応して炎症や免疫応答を行えば、大変なことになります。しかし、これらの細胞死は炎症や免疫応答を引き起こさないアポトーシス（プログラム細胞死）であるため、問題にはなりません。

一方、何らかのダメージやストレスで細胞が傷害されたときは、それを認識して対応する必要があります。たとえば、神経が熱や痛みを感じるのは、体に危害を与える傷害を認識してそれを避ける必要があるからです。同様に、細胞がダメージを受けたとき、そのような細胞からは通常であれば細胞内に隠れている成分が放出され、炎症細胞や免疫細胞を活性化させようとするメカニズムが存在します。

　このような炎症を引き起こす細胞内にある成分を、「ダメージ関連分子パターン（damage-associated molecular patterns：ＤＡＭＰｓ）」と総称しています。細胞傷害に伴って細胞から放出され、周囲の組織や細胞に危険を知らせるアラームのような役割を担う因子のことです。

　ＤＡＭＰｓが細胞外や細胞膜上に露出するような細胞死が発生すると、炎症反応が引き起こされ、ダメージを受けた組織の修復が起こります。このメカニズムは自己免疫疾患などの慢性炎症性疾患の原因ともなっているのですが、このＤＡＭＰｓを誘導する細胞死のメカニズムを利用すると、がん細胞を特異的に攻撃する抗腫瘍免疫を増強することができます。

　ＤＡＭＰｓは、細胞質や核やミトコンドリアや小胞体《しょうほうたい》などに存在する成分が放出されたもので、炎症細胞や免疫細胞を刺激します。死滅したがん細胞の表面にＤＡＭＰｓが露出していると、樹状細胞のような抗原提示細胞に認識され、さらに細胞傷害性Ｔ細胞を活性化して、がん細胞に特異的な抗腫瘍免疫が誘導されるのです。

２‐ＤＧは解糖系を阻害する以外に、タンパク質に糖鎖が付くＮ‐グリコシル化の過程を阻害するので、糖タンパク質の生成を妨げます。グリコシル化というのはタンパク質に糖類が付加する反応で、小胞体で行われます。正常に糖が付加したタンパク質はゴルジ体に運ばれますが、糖鎖異常の糖タンパク質は小胞体に蓄積して細胞内にストレス状態を引き起こします。これを小胞体ストレスといいます。

がん細胞がこのような状態で死滅すると、細胞膜の表面にＤＡＭＰｓが表出され免疫細胞を活性させます。その結果、抗腫瘍免疫が活性化されるということです。２‐ＤＧと抗がん剤を併用した場合は、小胞体のカルレチキュリン（Calreticulin）というタンパク質が細胞膜上に露出し、免疫原性を高めるという結果が報告されています。（巻末参考文献18）

つまり、抗がん剤治療や放射線治療やフェロトーシス誘導療法の際に２‐デオキシ‐Ｄ‐グルコースを摂取すると、がん細胞の解糖系を阻害してエネルギー産生阻害の観点から抗腫瘍効果を高めると同時に、ダメージ関連分子パターンを誘導して、抗腫瘍免疫を増強し、免疫監視機構を介したがん細胞の排除も期待できるということです。（90ページ、図29）

●２‐デオキシ‐Ｄ‐グルコースの服用法と毒性について

解糖系を阻害すれば正常細胞のエネルギー産生にも影響するので、高用量や長期間の２‐

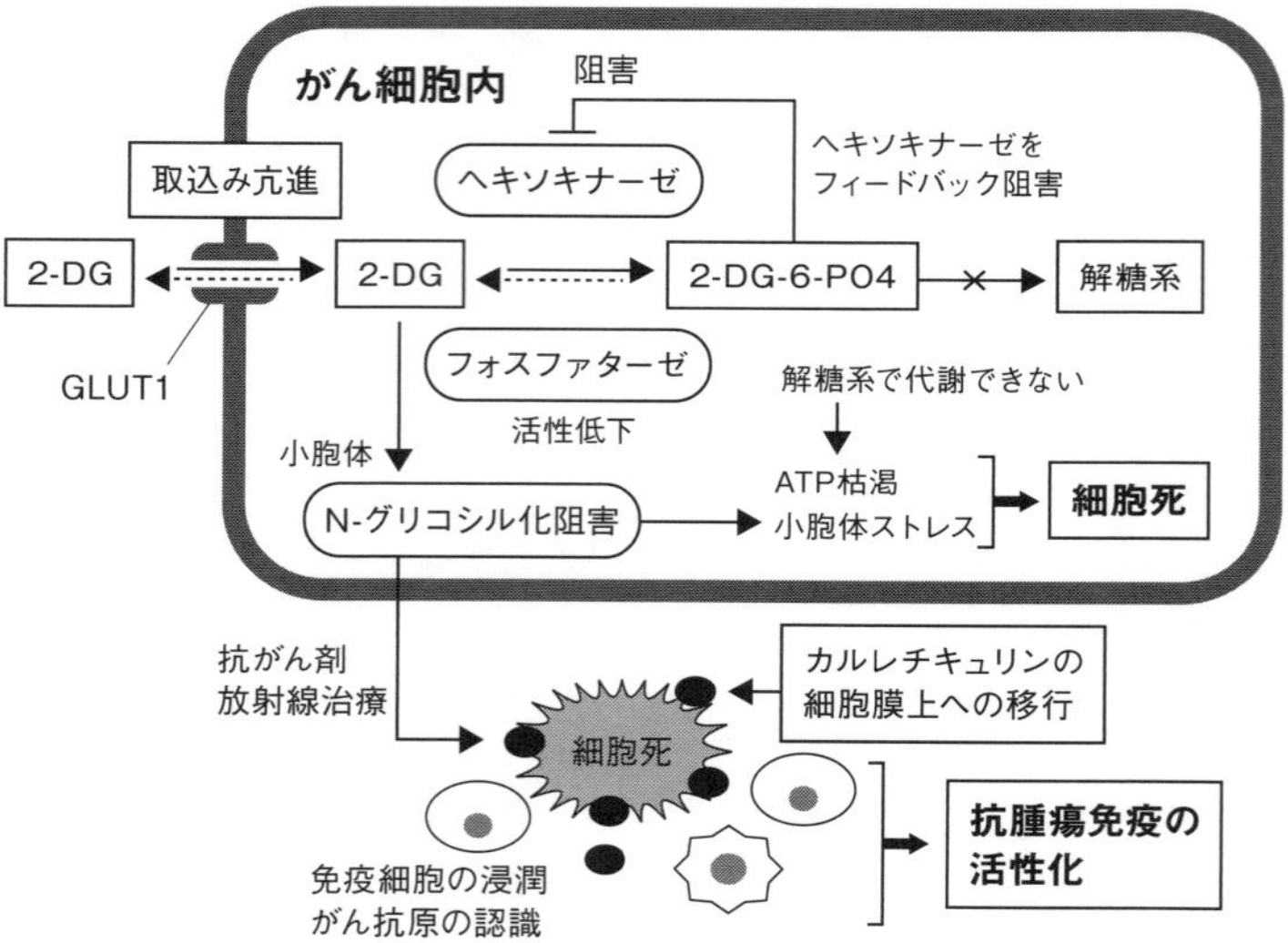

【図29】 2-デオキシ-D-グルコース（2-DG）はグルコース輸送体（GLUT1）によって細胞内に取り込まれてヘキソキナーゼで2-DG-6リン酸（2-DG-6-PO4）になるが、それから先の解糖系には進めない。2-DG-6リン酸はヘキソキナーゼを阻害するので、解糖系でのATP産生を阻害する。がん細胞内では2-DG-6-リン酸を2-DGに戻すフォスファターゼ活性が低下しているので、2-DG-6-リン酸が蓄積する。さらに、2-DGは小胞体でのタンパク質のN-グリコシル化（糖鎖の結合による修飾）を阻害して小胞体ストレスを引き起こす。この状態で抗がん剤や放射線でがん細胞にダメージを与えると、小胞体のカルレチキュリンというタンパク質が死滅したがん細胞の細胞膜上に移行してダメージ関連分子パターンとして免疫細胞に認識され、抗腫瘍免疫が活性化される。

ＤＧの摂取は毒性が出る可能性はあります。

２-ＤＧの抗老化に関する研究での報告です。カロリー制限による寿命延長の研究を行っている米国国立老化研究所のジョージ・ロス（George Roth）博士の研究グループは、カロリー制限と同じ効果を真似る薬の開発において、２-ＤＧの可能性を研究していました。

普通に食事を摂取しても２-ＤＧによってグルコース代謝を抑制すれば、たくさん食べても太らずにすむし、カロリー制限と同じメカニズムで老化予防に有効ではないかという仮説です。しかし、ラットの実験では２-ＤＧを大量に長期間投与すると、心筋細胞の空胞化と死亡率の上昇などの毒性が確認されました。（巻末参考文献19）

つまり、老化予防や寿命延長の目的では２-ＤＧは有用とはいえないようです。しかし、てんかんやがんの治療目的においては、臨床効果の方が毒性より上回っていると考えられ、人間での臨床試験が行われています。

２-ＤＧの毒性に関しては、マウスの実験では50％致死量は２ｇ／kg以上という報告があります。人での検討では１日に２００㎎／kgくらいまでは投与できるという報告もあります。

前述の第１相試験の結果では、抗がん剤との併用において１日体重１kg当たり60㎎程度の投与量が推奨されています。長期投与の安全性は十分に検討されていないため、がんの再発予防の目的ではまだ推奨できませんが、進行がんの治療の目的で抗がん剤などとの併用など短期間の使用に関しては問題ないようです。

特に、体内に大量のがん細胞が存在する状況では、正常細胞に比べてがん細胞に相対的に多くの２‐ＤＧが取り込まれるので、正常細胞への副作用は少なくなります。

２‐ＤＧとグルコースが競合してがん細胞のエネルギー代謝を阻害するため、糖質制限でグルコースの摂取量を減らせば、２‐ＤＧは少ない量で阻害作用を発揮できます。糖質制限やケトン食に２‐ＤＧを併用すると、がん細胞のグルコース枯渇状態を増強できます。２‐ＤＧはがん細胞に多く取り込まれるので、正常細胞に対する毒性は現れず、がん細胞が選択的にエネルギー不足に陥ります。

がん細胞の解糖系の亢進という、エネルギー産生の異常を是正してがんとの共存を目指す治療では、糖質制限やケトン食、メトホルミン（第６章）などと併用する場合は１日体重１kg当たり20〜40㎎程度で効果が期待できます。水に溶かして就寝前に服用します。就寝時は正常な組織や臓器は活動性が低下し、血流量も低下します。そのため、就寝中はがん組織に相対的に血流が増えています。一般に「がんは寝ているときに増殖する」といわれる理由です。

１日体重１kg当たり40〜60㎎程度の量であれば、副作用はほとんど経験しません。がん細胞に少しずつ蓄積して解糖系が亢進した状態を是正します。２‐ＤＧはフェロトーシスに対するがん細胞の抵抗性を減弱するのに有効です。

【第６章】糖尿病治療薬メトホルミンはがん細胞の酸化ストレスを高める

いま、がんの新たな治療薬として注目されているのが、経口糖尿病治療薬として用いられているメトホルミンです。メトホルミンはミトコンドリアの呼吸酵素を阻害してＡＴＰ産生を低下させます。同時に活性酸素の産生を増やし、解糖系酵素のヘキソキナーゼの活性を阻害します。その結果、がん細胞内の活性酸素の産生量を増やし、抗酸化力を低下し、フェロトーシス誘導を増強します。

●代謝には異化と同化がある

がん細胞が増殖して数を増やすためには、エネルギー（ＡＴＰ）産生と物質合成を増やす必要があります。ＡＴＰ産生と物質合成が阻害されれば、がん細胞は増殖できません。さらに、酸化ストレスを防ぐ抗酸化力も低下するので、フェロトーシスが起こりやすくなります。

フェロトーシスと代謝の関係を説明します。代謝というのは、生命体が生命を維持し活動するための化学反応です。この代謝は、高分子の物質を分解してエネルギー（ＡＴＰ）を産生する「異化」と、ＡＴＰを使ってより低分子の化合物から高分子の生体成分を作り出す「同化」に分けられます。（図30）

細胞は食物から供給される糖や脂肪やタンパク質を取り込んで、それらを分解する過程で生命活動に必要なエネルギー（ＡＴＰ）を得ています。これらの高分子化合物は分子内に多数の化学結合を持ち、その結合エネルギーをＡＴＰに変換する反応が異化です。個々の細胞は、食物の分解（異化）によって生命活動に必要なエネルギーを産生しています。

また、異化によって得たエネルギーや低分子化合物を使って、細胞を構成する脂肪やタンパク質や多糖体などの高分子化合物を合成しています。このようにエネルギーを消費して、より低分子の化合物から細胞を構成する高分子化合物を作り出す反応を「同化」といいます。ＡＴＰのエネルギーと低分子化合物から同化によって高分子化合物を合成し、細胞の数を増やすことができます。

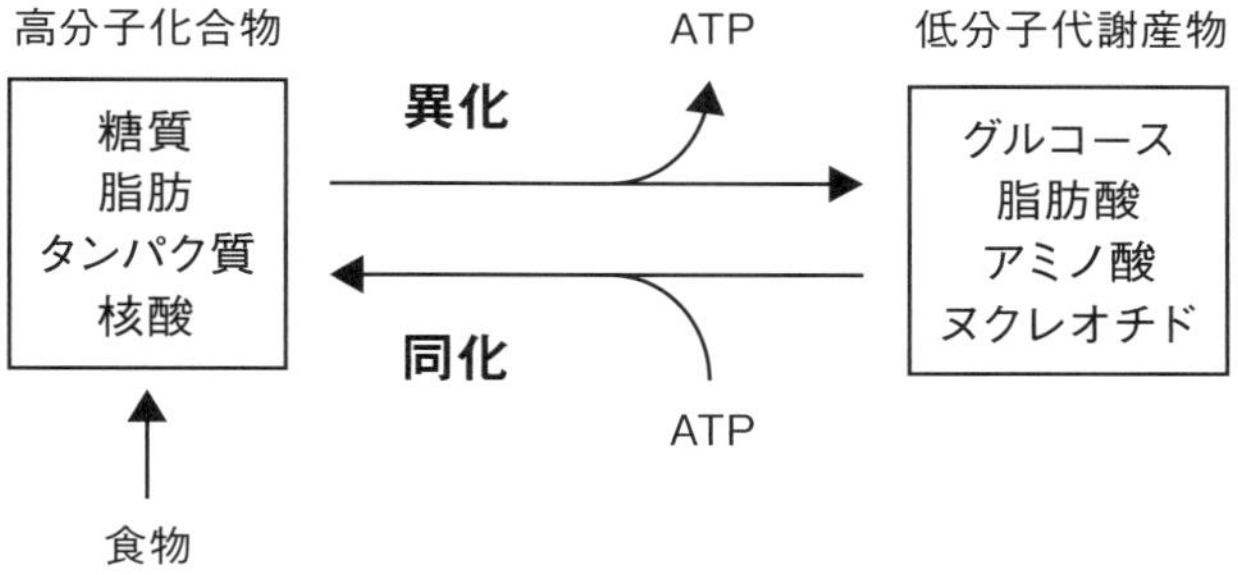

【図30】食物から摂取した高分子の栄養素（糖質、脂肪、タンパク質、核酸など）は、細胞内で分解されて低分子代謝産物に変換される。この反応を異化といい、栄養物質の分解過程でエネルギー（ATP）が産生される。逆に、低分子代謝産物とATPのエネルギーを使って生体内の高分子化合物を作り出す反応を同化という。

●AMP活性化プロテインキナーゼは同化を抑制し異化を促進する

細胞内にはエネルギー（ATP）の量を感知してATPの産生と消費を制御する仕組みがあります。その中心的役割を担っているのが「AMP活性化プロテインキナーゼ（AMPK）」というタンパク質です。

グルコース欠乏や低酸素などにより細胞内ATP量が減少すると、AMP／ATP比の増加に伴い、AMPKが活性化されます。AMPKはエネルギー消費の抑制（同化抑制）とエネルギー産生の亢進（異化促進）へと細胞の代謝をシフトさせる働きがあります。同化（物質合成）の抑制は、細胞増殖を抑える効果につながります。

AMPKは触媒作用を持つαサブユニッ

トと、調節作用を持つβサブユニットとγサブユニットから構成される三量体として存在します。運動やカロリー制限や虚血や低酸素などによってＡＴＰが減少してＡＭＰ／ＡＴＰ比が上昇すると、γサブユニットに結合していたＡＴＰがＡＭＰに置換します。これによってＡＭＰＫの構造変化が起こるとＬＫＢ1というリン酸化酵素の親和性が高まり、αサブユニットのスレオニン172がリン酸化されるとさらにＡＭＰＫの活性が高まります。

カルモジュリン依存性タンパク質キナーゼキナーゼβ（CaMKKβ）もスレオニン172をリン酸化してＡＭＰＫ活性を亢進します。ビタミンＤはCaMKKβを活性化して、ＡＭＰＫ活性を亢進します。

活性化したＡＭＰＫは異化を亢進して、エネルギー産生を亢進し、物質合成（同化）を抑制するように代謝をシフトします。（図31）

●メトホルミンは解糖系とミトコンドリアでＡＴＰ産生を阻害する

メトホルミン（metformin）は、世界中で1億人以上の2型糖尿病患者に使われているビグアナイド系経口血糖降下剤です。糖尿病だけでなくがんの予防や治療の分野でも注目されており、がんの発生を予防する効果やがん細胞の抗がん剤感受性を高める効果が報告されています。カロリー制限模倣薬の代表で、抗老化と寿命を延ばすといった研究もあります。

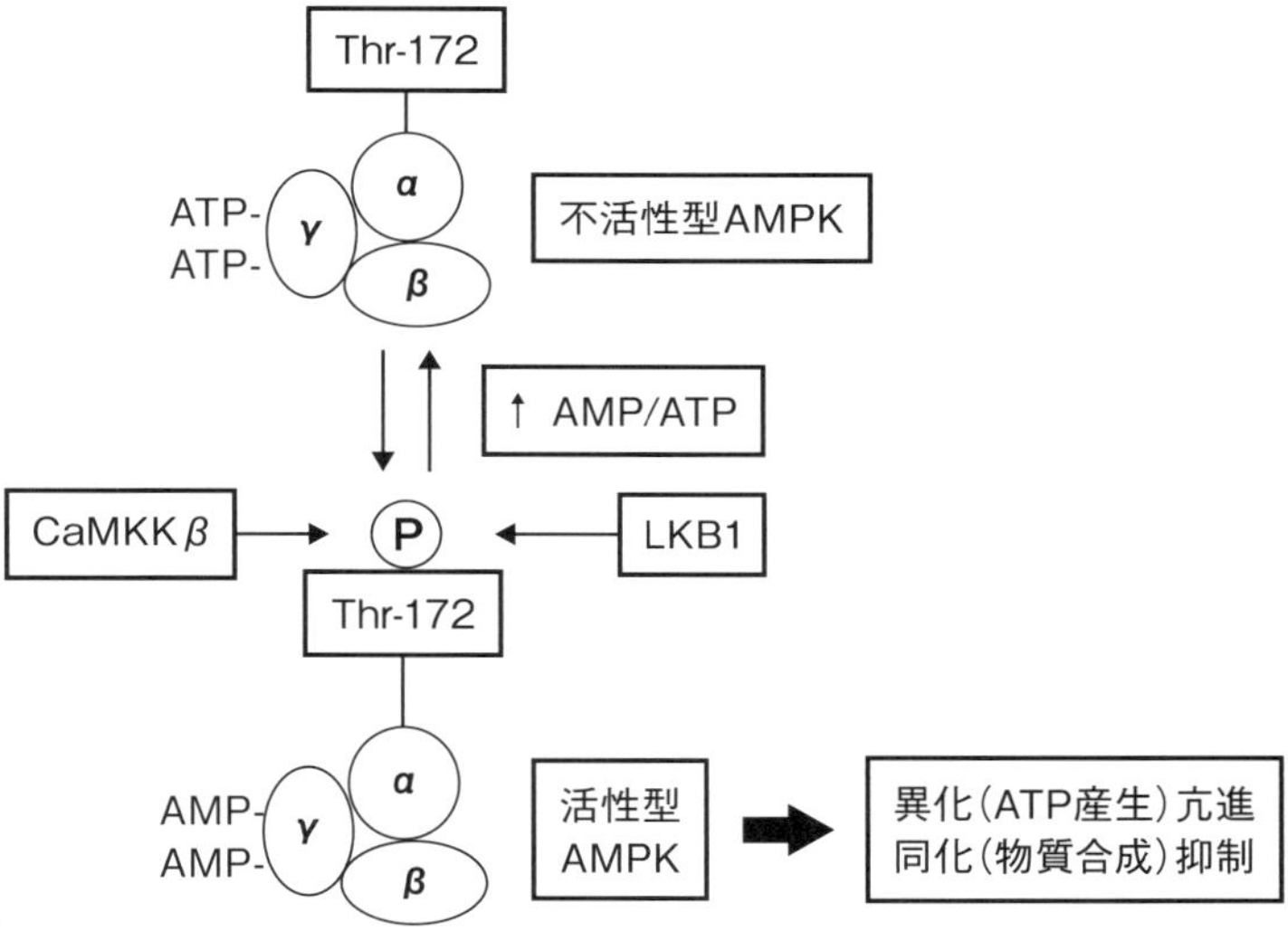

【図31】AMP 活性化プロテインキナーゼ（AMPK）はαとβとγの3つのサブユニットから構成される。細胞内の ATP が減少して AMP/ATP 比が上昇すると、γサブユニットに結合していた ATP が AMP に置換する。これによって AMPK の構造変化が起こるとリン酸化酵素 LKB1との親和性が高まり、αサブユニットのスレオニン172(Thr-172)がリン酸化され、さらに AMPK の活性が高まる。カルモジュリン依存性タンパク質キナーゼキナーゼβ（CaMKK β）もスレオニン172をリン酸化して AMPK 活性を亢進する。活性化した AMPK は異化を亢進してエネルギー産生を増やし、同化（物質合成）を抑制するように代謝をシフトする。

メトホルミンには、ミトコンドリアでのATP産生を阻害する作用や、がん細胞の増殖を抑えるAMP活性化プロテインキナーゼ（AMPK）を活性化する作用、インスリンの分泌を低下させる作用など、多彩な抗腫瘍効果があるため、がん治療に適応外使用で利用されています。

ビグアナイド剤は、中東原産のマメ科のガレガ（Galega officinalis）から1920年代に見つかったグアニジン誘導体から開発された薬です。ガレガは古くから糖尿病と思われる病気（口渇《こうかつ》や多尿）の治療に経験的に使われ有効性が認められており、その関係でこのガレガから血糖降下作用のあるビグアナイドが発見されました。

メトホルミンはAMP活性化プロテインキナーゼ（AMPK）を介した細胞内シグナル伝達系を刺激することによって糖代謝を改善します。すなわち、筋・脂肪組織においてインスリン受容体の数を増加してインスリン結合を増加させ、インスリン作用を増強してグルコースの取り込みを促進します。さらに肝臓に作用して糖新生を抑え、腸管でのグルコース吸収を抑制する作用があります。

これらの作用はインスリンの血中濃度を低下させます。インスリンはがん細胞の増殖を促進するので、インスリンの血中濃度を減らす作用は、がん細胞の増殖を抑制する効果があります。

さらに、ＡＭＰＫはインスリンおよびインスリン様成長因子‐１（ＩＧＦ‐１）によって活性化される PI3K/Akt/mTORC1 シグナル伝達系の mTORC1（哺乳類ラパマイシン標的タンパク質複合体１：mammalian target of rapamycin complex 1）の活性を抑制します。また、HMG-CoA 還元酵素とアセチルＣｏＡカルボキシラーゼを阻害することによって脂質合成を阻害します。

がん細胞が分裂して数を増やすためには、細胞膜に必要な脂質の合成を増やさなければなりません。したがって、脂質合成を抑制できれば、がん細胞の増殖を防ぐことができます。メトホルミンは脂質合成を阻害することによって、がん細胞の増殖を抑制しているのです。

メトホルミンはミトコンドリアの呼吸酵素複合体１（電子伝達複合体１）を阻害してＡＴＰの産生を減らし、結果、ＡＭＰ：ＡＴＰ比が上昇することでＡＭＰＫが活性化されます。言い換えると、メトホルミンはミトコンドリア毒であり、この毒を適量使うと血糖降下作用と抗がん作用が得られるというわけです。

最近の研究では、メトホルミンは、解糖系でグルコースをグルコース‐６‐リン酸へ変換するヘキソキナーゼを阻害する作用も報告されています。第５章で解説した２‐デオキシ‐Ｄ‐グルコースと類似の作用です。メトホルミンは解糖系とミトコンドリアの両方でＡＴＰ産生を阻害し、がん細胞のエネルギー産生を直接抑制すると同時に、ＡＭＰＫの活性化を介

した抗腫瘍効果も発揮すると考えられています。（図32）

●2-デオキシ-D-グルコースとメトホルミンの相乗効果

第5章で紹介した2 - デオキシ - D - グルコース（2 - DG）は、解糖系を阻害することによってATP産生を低下させていました。一方、経口糖尿病治療薬のメトホルミンはミトコンドリアの呼吸酵素を阻害してATPの産生を阻害します。さらに、メトホルミンは2 - DGと同様に解糖系酵素のヘキソキナーゼの活性を阻害する作用もあります。

したがって、2 - DGとメトホルミンを併用すると、がん細胞のエネルギー産生を阻害する効果を高めることができます。実際に、マウスの移植腫瘍の実験モデルで、2 - DGとメトホルミンを併用すると相乗的な抗腫瘍効果が得られることが、テキサス大学MDアンダーソンがんセンターから報告されています。

培養がん細胞を用いた実験では、2 - DGで解糖系を阻害しても、がん細胞を死滅させるだけの効果は得られません。しかし、メトホルミンを同時に投与するとがん細胞は死滅しました。さまざまな種類のがん細胞をマウスに移植した動物実験において、2 - DGとメトホルミンはそれぞれ単独では抗腫瘍効果が弱いのですが、この2つを併用すると強い腫瘍縮小効果が認められています。（巻末参考文献20）

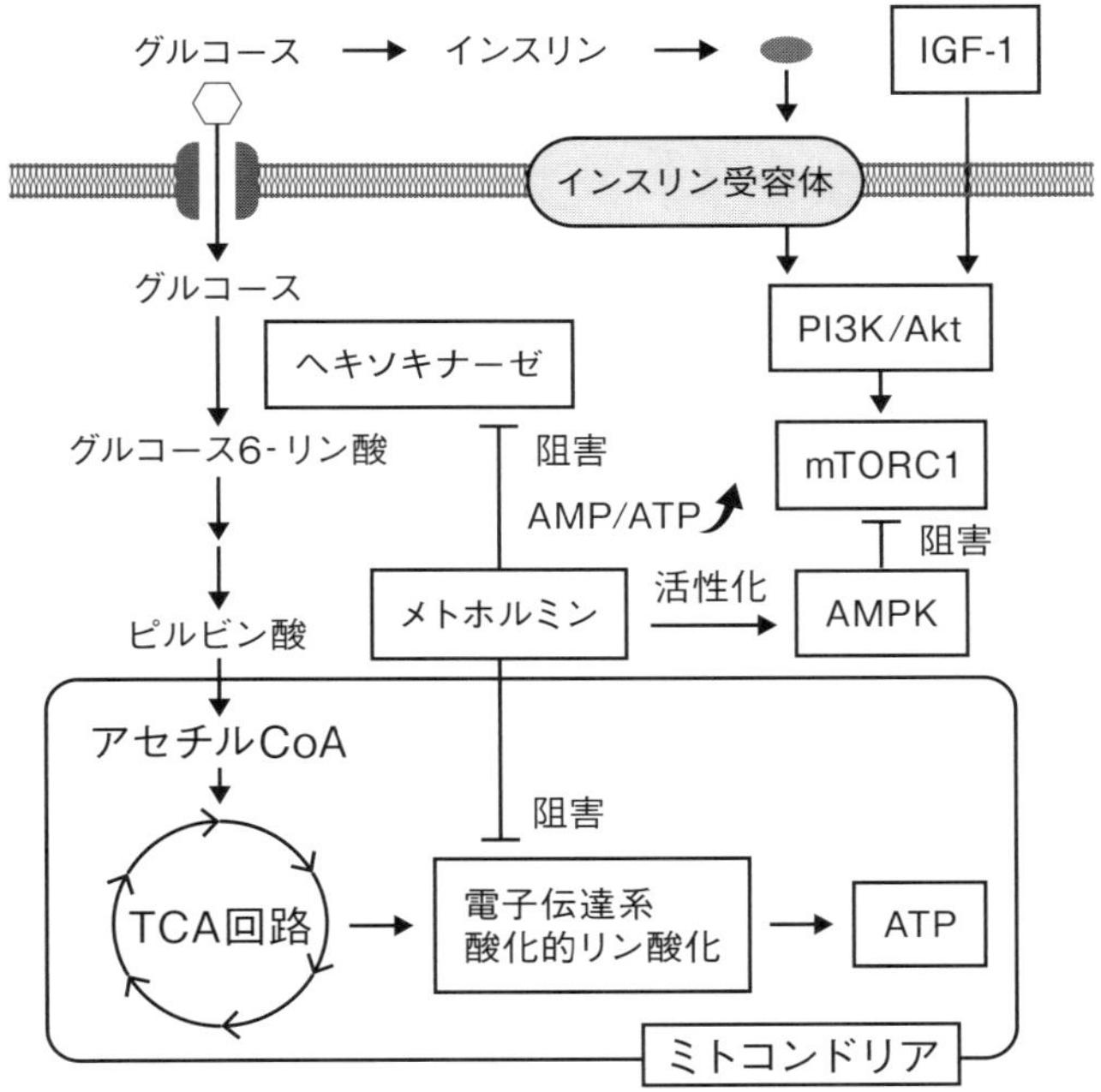

【図32】 メトホルミンはミトコンドリアの電子伝達系の呼吸酵素を阻害する作用と解糖系のヘキソキナーゼを阻害する作用によってATP の産生を減らし、AMP/ATP 比が増加することによってAMP 活性化プロテインキナーゼ (AMPK) が活性化される。AMPK はインスリンやインスリン様成長因子 -1 (IGF-1) によって活性が亢進するmTORC1 (哺乳類ラパマイシン標的タンパク質複合体1) を抑制する。

がん細胞が増殖するためには、増殖のシグナルと、エネルギー産生と物質合成のための材料が必要です。増殖シグナル伝達系は、インスリン／インスリン様成長因子－１（ＩＧＦ－１）と、それらの受容体の結合によって刺激されるPI3K/Akt/mTORC1伝達系が重要です。

メトホルミンはミトコンドリアの呼吸鎖（電子伝達系）と解糖系のヘキソキナーゼを阻害してＡＴＰ産生を抑制する作用がありますが、さらにＡＭＰ活性化プロテインキナーゼ（ＡＭＰＫ）を活性化してmTORC1（哺乳類ラパマイシン標的タンパク質複合体－１）の活性を阻害することによって、がん細胞の増殖を抑制します。

一方、２－ＤＧはグルコースの解糖系とペントースリン酸経路での代謝を阻害することによって、エネルギー産生と物質合成を抑制し、その結果、がん細胞の増殖が抑えられます。すなわち、２－ＤＧとメトホルミンの同時投与は、がん細胞のエネルギー産生と物質合成と増殖シグナル伝達を効率的に阻害することによって、がん細胞の増殖を抑制することができるのです。（図33）

抗がん剤や放射線治療中に同時にメトホルミンを服用すると、乳がんや食道がん、大腸がんなど多くのがんで腫瘍縮小効果が高まることが確認されています。抗がん剤や放射線治療の効果を高める目的では、体重や体力に応じて１日５００〜１５００㎎を目安に、食後に分けて服用します。副作用の中で一番多いものは、下痢です。下痢にならないレベルで服用量

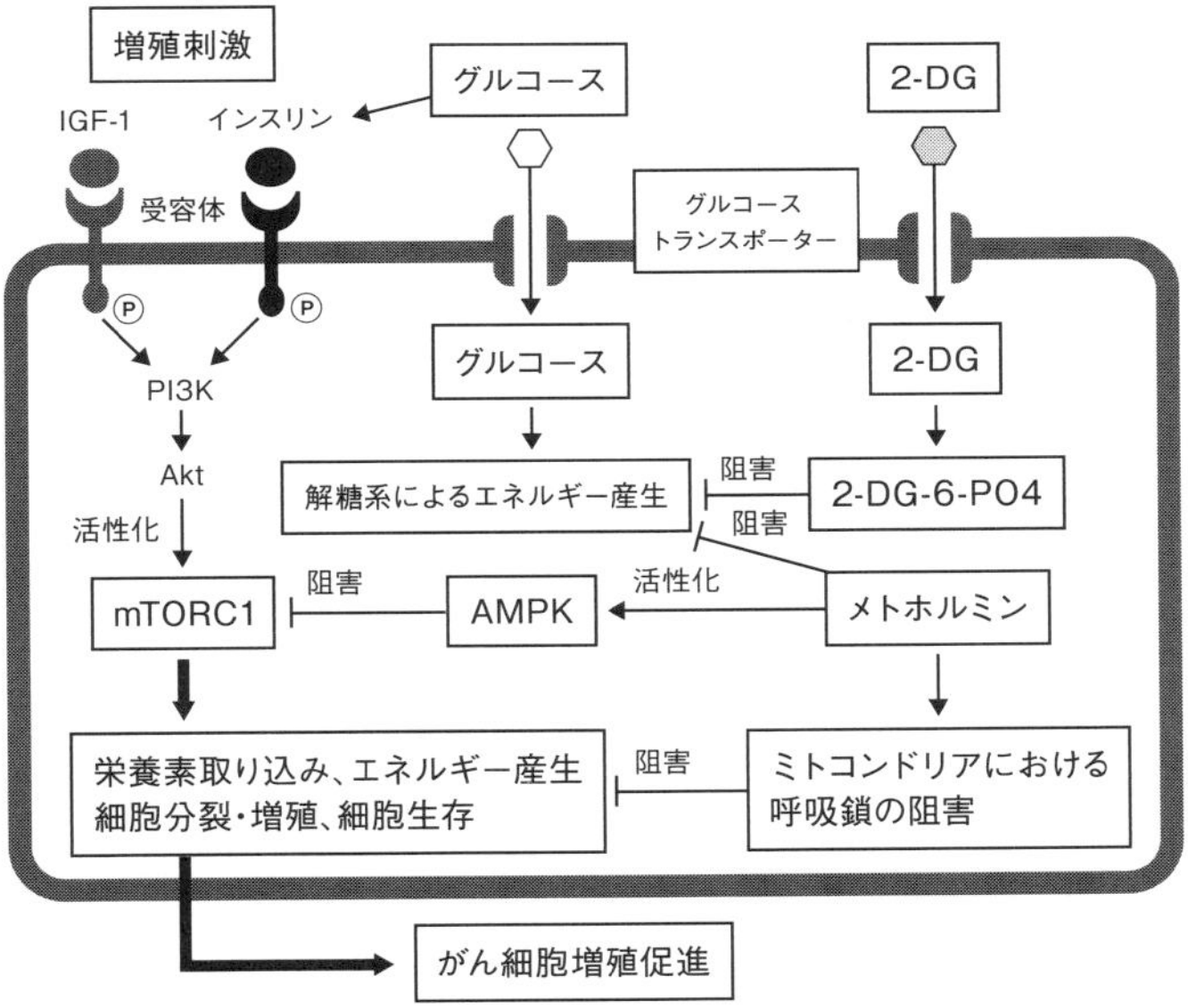

【図33】2- デオキシ -D- グルコース（2-DG）が細胞内でリン酸化されてできる2-DG-6- リン酸（2-DG-6-PO4）は解糖系のヘキソキナーゼを阻害してエネルギー産生を低下させる。メトホルミンはミトコンドリアにおける呼吸鎖（電子伝達系）を阻害して ATP の産生を低下させ、AMP 活性化プロテインキナーゼ（AMPK）を活性化し、哺乳類ラパマイシン標的タンパク質複合体1（mTORC1）の活性を阻害して、がん細胞の増殖を抑制する。メトホルミンは解糖系のヘキソキナーゼを阻害する作用もある。2-DG とメトホルミンを併用すると強い抗がん作用が得られる。

を調節します。２‐デオキシ‐Ｄ‐グルコース（体重1kg当たり1日40～60mg）や糖質制限食やケトン食と併用すると、がん細胞におけるエネルギー産生と物質合成を阻害して、がん細胞を死滅させることができます。

エネルギー（ＡＴＰ）産生と物質合成（同化）を阻害することは、がん細胞のフェロトーシスに対する抵抗力を低下させ、フェロトーシス誘導を促進します。

フェロトーシス誘導療法におけるメトホルミンと２‐デオキシ‐Ｄ‐グルコースの役割は、エネルギー産生と物質合成を阻害して抗酸化システムを弱体化し、フェロトーシスに対する抵抗力を低下させることです。

【第7章】ジクロロ酢酸ナトリウムはミトコンドリアの酸素呼吸を亢進する

がん細胞に対するフェロトーシス誘導療法において重要な働きをするのが、ジクロロ酢酸ナトリウム（sodium dichloroacetate）という物質です。ジクロロ酢酸ナトリウムは、ピルビン酸脱水素酵素を活性化し、ミトコンドリアでの代謝を亢進します。その結果、酸素を使ったＡＴＰ産生（酸化的リン酸化）が増え、活性酸素が多く産生されることによってがん細胞が酸化ストレスにさらされ、フェロトーシスを促進することができます。

●がん細胞はミトコンドリアでの酸化的リン酸化が抑制されている

ミトコンドリアでの酸素を使ったＡＴＰ産生、すなわち呼吸鎖における酸化的リン酸化の過程で活性酸素が産生されることを第1章で解説しました。がん細胞は、酸化ストレスによる細胞死を避けるために、ミトコンドリアでの代謝を抑えています。酸素を使わないことによって死ににくくなるのです。逆にいえば、がん細胞に強制的に酸素を使わせることができれば、フェロトーシスを誘導できるということになります。

がん細胞が数を増やしていくには、莫大なエネルギー（ATP）と細胞を構成する成分が必要です。増殖活性が高いがん細胞では、正常細胞に比較して数倍から数十倍のエネルギー産生と物質合成が行われています。

がん細胞は、酸素が十分に利用できる状況でも、ミトコンドリアでの酸化的リン酸化が抑制され、解糖系でのATP産生に依存しています。1分子のグルコースから産生されるATPの量は、ミトコンドリアで完全に分解されると32分子であるのに対し、解糖系だけでは2分子しかできません。

解糖系に依存したATP産生は非効率的で、細胞の活動には不利のように思えます。しかし、がん細胞がエネルギー産生効率を犠牲にし、酸化的リン酸化を抑制するのには理由があります。それは細胞を増殖させるために、多量の細胞構成成分が必要だからです。

細胞が分裂して数を増やすには、核酸や細胞膜（主に脂質から構成される）、タンパク質（アミノ酸から合成される）といった細胞構成成分を新たに作る必要があります。それらの

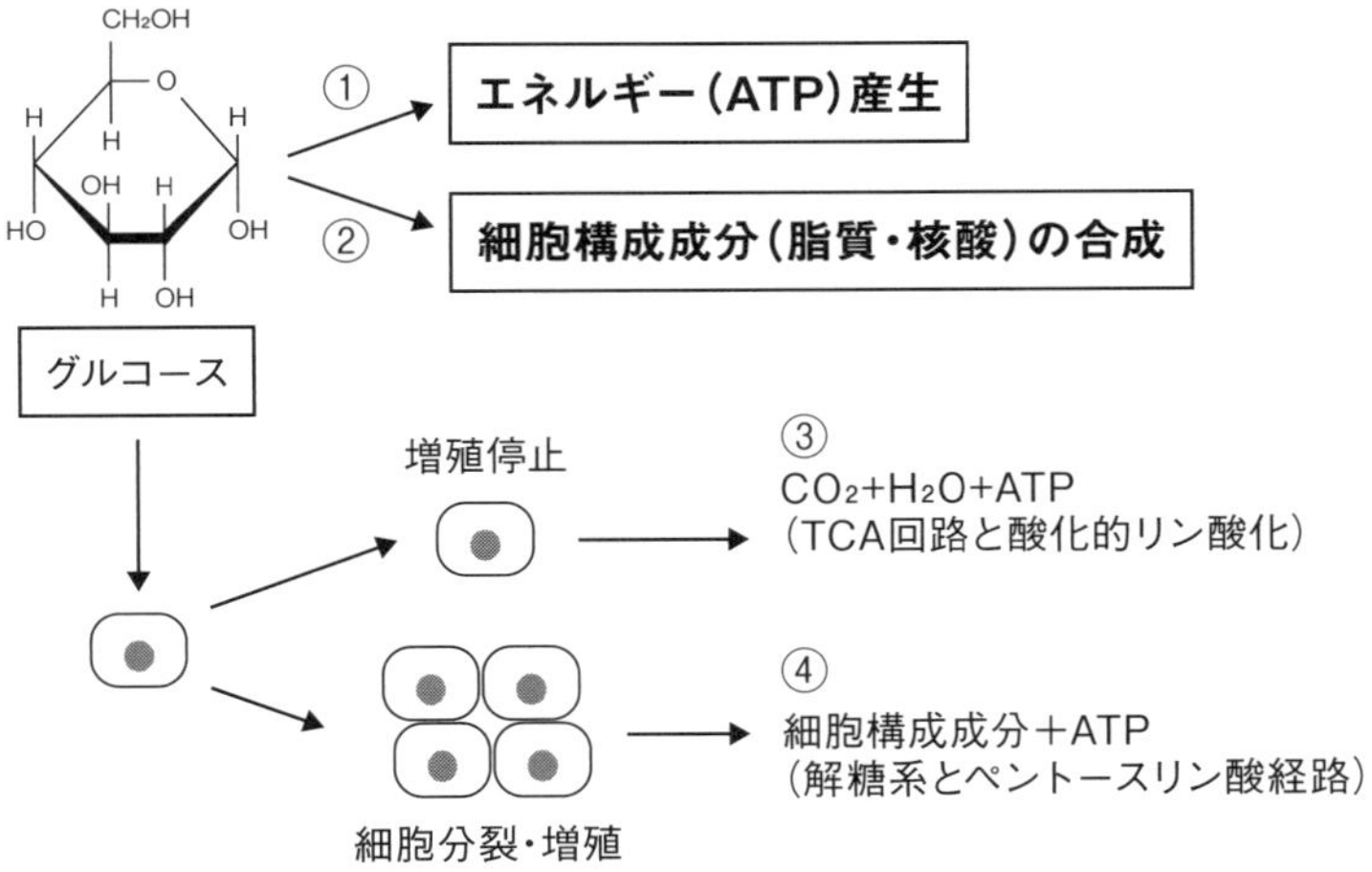

【図34】細胞はグルコースを分解してエネルギー（ATP）を産生し（①）、その炭素骨格を利用して脂肪酸や核酸などの細胞構成成分を合成する（②）。細胞が増殖を停止している場合は、細胞構成成分を作る必要がないので、取り込んだグルコースの多くを、ミトコンドリアで酸素を使い二酸化炭素と水にまで完全に分解して、ATP 産生に使用できる（③）。一方、細胞分裂して増殖している場合は、細胞構成成分の合成にグルコースを使うため、ミトコンドリアでの完全分解は抑制され、解糖系とペントースリン酸経路での ATP 産生と物質合成が亢進する（④）。

細胞構成成分は、解糖系やその経路から派生するペントースリン酸経路などの細胞内代謝系でグルコースを分解し、残ったグルコースの炭素骨格を利用することで作られています。
もし、体内に取り込んだグルコースをすべてミトコンドリアで分解したとすると、グルコースの炭素骨格は二酸化炭素（CO_2）と水（H_2O）になるため、細胞分裂のための細胞構成成分を作ることができなくなってしまいます。このことががん細胞が本来効率が良いはずの酸化的リン酸化を抑制せざるを得ない理由のひとつになっていると考えられます。（107ページ、図34）
がん細胞では、エネルギー産生と物質合成を増やすという2つの目的を両立させるために、必然的に解糖系に依存したエネルギー代謝が亢進しています。その結果、正常な細胞に比べて、グルコースの取り込み量も増えることになります。

●がん細胞は酸素があっても解糖系が亢進している

正常細胞とがん細胞では、エネルギー産生の状況に大きな違いがあります。（図35）
正常細胞ではミトコンドリアで酸素を使って効率的にエネルギー（ＡＴＰ）を産生しているのに対して、がん細胞では酸素がある状況でもミトコンドリアでの酸素を使ったエネルギー産生（酸化的リン酸化）は抑制され、細胞質における解糖系によるＡＴＰ産生が亢進しています。

がん細胞における解糖系の亢進は、90年以上前にオットー・ワールブルグ博士（Otto Warburg、１８８３〜１９７０年）により発見されました。オットー・ワールブルグ博士は呼吸酵素（チトクローム）の発見で１９３１年にノーベル生理学・医学賞を受賞したドイツの生化学者です。細胞生物学や生化学の領域で重大な基礎的発見を次々に成し遂げ、呼吸酵素以外の研究でも何回もノーベル賞候補になりました。そのワールブルグ博士が最も力を注いだのが、がん細胞のエネルギー代謝の研究です。

そして、がん細胞ではグルコースから大量の乳酸を作っていること、がん細胞

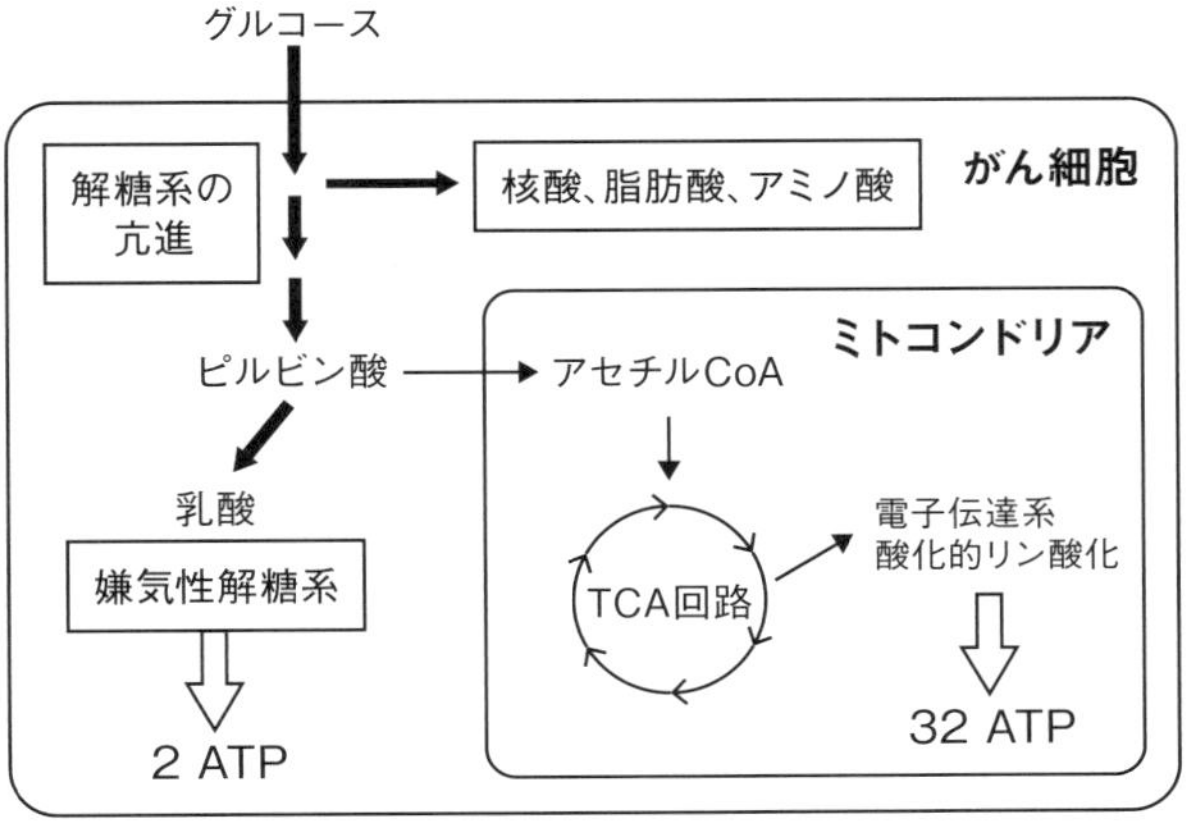

【図35】がん細胞ではグルコースの取り込みと解糖系でのATP産生が亢進し、乳酸産生が増えている。酸素が十分に利用できる状況でも、ミトコンドリアでの酸化的リン酸化によるATP産生は低下している。

は酸素が無い状態でもエネルギーを産生できること、さらに、がん細胞は酸素が十分に存在する状態でも、酸素を使わない方法（解糖系）でエネルギーを産生していることを見つけています。

がん細胞が酸素がある状況にもかかわらず、細胞質における解糖系でのエネルギー産生に偏る現象は「ワールブルグ効果（Warburg effect）」と呼ばれていますが、この現象が発見されたのは１００年近くも前（１９２６年）のことなのです。

ワールブルグ博士自身は、ミトコンドリアにおける酸化的リン酸化の機能欠損が細胞のがん化の原因だと考えていました。しかし、その後の研究で、多くのがん細胞においてミトコンドリアの機能自体は障害されていないことが明らかにされました。

そこで、がん細胞が解糖系を好む理由とそのメカニズムの解明が、がん研究における重要なテーマになっています。さまざまながん遺伝子の異常や活性化が、がん細胞のワールブルグ効果の成り立ちに関与していることが明らかになっています。

●ワールブルグ効果はがん細胞の生存と増殖を助ける

がん細胞におけるグルコースの取り込みと解糖系の亢進は、おもに細胞分裂のための物質合成とエネルギー産生を同時に増やすために行われています。「ワールブルグ効果」にはがん細胞の生存と増殖において次のようなメリットがあることが指摘されています。

①がん細胞の細胞死が起こりにくい

ミトコンドリアでの酸化的リン酸化が低下すると、がん細胞が死ににくくなることが知られています。細胞死を実行するときに、ミトコンドリアの電子伝達系や酸化的リン酸化に関与する物質（チトクロームCなど）が重要な役割を果たしています。がん細胞では細胞死を起こりにくくするために、あえてミトコンドリアにおける酸化的リン酸化を抑え、必要なエネルギーを細胞質における解糖系に依存しているという考えが提唱されています。

実際に、がん細胞のミトコンドリアにおける酸化的リン酸化をジクロロ酢酸ナトリウムなどで活性化させると、がん細胞が死にやすくなることが知られています。

②酸性化すると、浸潤・転移がしやすくなる

解糖系でのグルコースの代謝によって乳酸が増えると、がん組織が酸性になり、がん細胞の浸潤や転移に好都合になります。組織が酸性化すると正常な細胞が弱り、結合組織を分解する酵素の活性が高まります。また、組織の酸性化は血管新生を誘導するため、がん細胞が周囲に広がりやすくなります。

③がん細胞に対する免疫応答を低下させる

乳酸には、がん細胞を攻撃する細胞傷害性T細胞の増殖やサイトカインの産生を抑制し、がんに対する免疫応答を低下させる作用もあります。酸性の組織には抗がん剤が到達しにくいことも指摘されています。重曹（炭酸水素ナトリウム）を摂取してがん組織の酸性化を軽減する方法は、がん代替療法として利用されています。

④酸素が少ない環境でも増殖が可能

解糖系でエネルギーを産生すると、血管が乏しい酸素の少ない環境でも細胞の増殖ができるようになります。

つまり、がん細胞の生存に有利に働くように代謝が変化した結果がワールブルグ効果といえるのです。

●がん細胞のミトコンドリアを活性化すると活性酸素が増える

ミトコンドリアの電子伝達系でエネルギー（ＡＴＰ）が産生される過程で、多量の活性酸素が発生します。
呼吸で体内に取り込まれた酸素の約２～３％は、電子伝達系でのＡＴＰ産生時に還元され、スーパーオキシド、過酸化水素、ヒドロキシルラジカルなどの活性酸素に変わるといわれています。ミトコンドリアが、細胞内における活性酸素の主要な発生源になっていることは説明したとおりです。

細胞には、活性酸素による傷害を防ぐ防御機構が備わっています。ミトコンドリアから発生する活性酸素は、グルタチオンなどの抗酸化物質や、スーパーオキシドディスムターゼ、カタラーゼといった抗酸化酵素によって消去されます。しかし、このときに抗酸化力が十分でないと、活性酸素によって細胞内のＤＮＡやタンパク質、脂質が酸化されて、細胞の傷害が起こります。

その仕組みを使えば、がん細胞に傷害を与えることができるようになります。すなわち、がん細胞のＴＣＡ回路と酸化的リン酸化を活性化させると、ミトコンドリアでの酸素消費が増えていきます。そうすると、活性酸素の産出量が増え、酸化ストレスが増大し、がん細胞に傷害を与えて、死滅させることができます。

正常細胞では、ミトコンドリアの働きを高めると細胞機能は活性化します。しかし、がん細胞では、「ミトコンドリアを活性化するとがん細胞は死滅する」ということになるのです。

●がん細胞は低酸素誘導因子-1が恒常的に活性化している

がん細胞がミトコンドリアでの酸化的リン酸化を抑制しているメカニズムをもう少し詳しく説明しましょう。その鍵は「低酸素誘導因子－1（Hypoxia inducible factor-1：ＨＩＦ－1）」というタンパク質が握っています。

生物は外界の酸素濃度を認識する、巧みなシステムを持っています。外界の酸素濃度が低下すると、生物は低酸素シグナルを活性化させ、低酸素状態に適応しようとします。この低酸素応答の中心的分子が、ＨＩＦ－1です。ＨＩＦ－1は細胞が低酸素に陥ると、誘導されてくる転写因子です。

がん細胞の代謝の特徴は、酸素が十分に利用できる状況でも、ミトコンドリアでの酸素を使ったエネルギー産生（酸化的リン酸化）が抑制されているということです。つまり、酸素があっても、あたかも低酸素状態のような代謝を行っているわけです。

そのような代謝が起きる理由は、がん細胞のＨＩＦ－1の活性にあります。ＨＩＦ－1は、がん遺伝子や増殖シグナル伝達系が活性化すると産生が促進されます。急速に増大するがん組織の中で、がん細胞は常に低酸素や低栄養による細胞死の危険にさらされています。それらの危険に対抗するメカニズムとして、がん細胞はＨＩＦ－1活性を高めていきます。

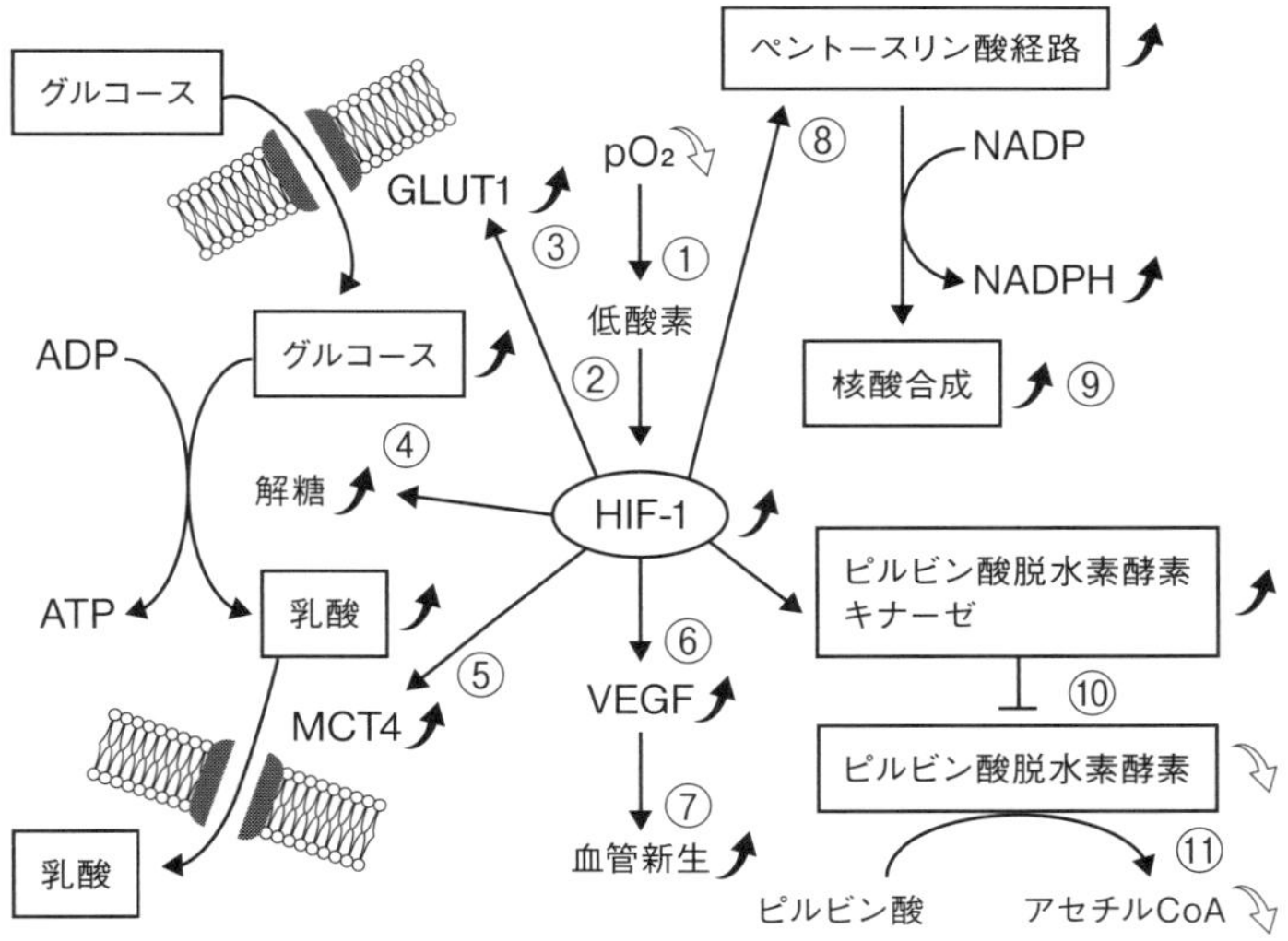

【図36】酸素分圧（pO_2）が低下して低酸素になると（①）、低酸素誘導因子-1（HIF-1）の発現が亢進する（②）。HIF-1はグルコースを取り込むグルコース輸送体（GLUT1）（③）と解糖系酵素（④）と乳酸を排出するMCT4（⑤）の発現を亢進する。HIF-1は血管内皮細胞増殖因子（VEGF）の産生を増やし（⑥）、血管新生を亢進する（⑦）。ペントースリン酸経路を亢進し（⑧）、NADPHと核酸の合成を促進する（⑨）。HIF-1はピルビン酸脱水素酵素キナーゼの発現を亢進してピルビン酸脱水素酵素の活性を阻害し（⑩）、アセチルCoAの産生を低下させ、ミトコンドリアでの代謝を抑制する（⑪）。

ＨＩＦ‐１はグルコースを取り込むグルコース輸送体（ＧＬＵＴ１）を増やし、さまざまな解糖系酵素の発現を亢進します。その一方で、ピルビン酸脱水素酵素キナーゼの発現を増やし、ピルビン酸脱水素酵素の活性を阻害して、ミトコンドリアにおける酸素を使った代謝（酸化的リン酸化）を抑制します。つまり、ＨＩＦ‐１の活性亢進が、ワールブルグ効果を引き起こしていると考えることができるのです。（１１５ページ、図36）

●がん細胞ではピルビン酸脱水素酵素キナーゼの活性が亢進している

正常細胞では低酸素誘導因子‐１（ＨＩＦ‐１）は、細胞が低酸素状態におかれた場合しか活性化されません。一方、多くのがん細胞では、低酸素状態でなくてもＨＩＦ‐１の活性が亢進しています。がん細胞では、がん遺伝子のｃ‐Ｍｙｃが活性化し、増殖のシグナル伝達系の PI3K/Akt/mTORC1 が亢進しています。その結果、ＨＩＦ‐１も恒常的に活性化しているのです。

がん細胞の代謝の特徴であるワールブルグ効果を根本で制御しているのが、このＨＩＦ‐１といっても過言ではありません。

解糖系で産生されたピルビン酸は、ミトコンドリアで代謝されるとき、その第一ステップとしてピルビン酸脱水素酵素によって、アセチルＣｏＡという物質に変換されます。このピ

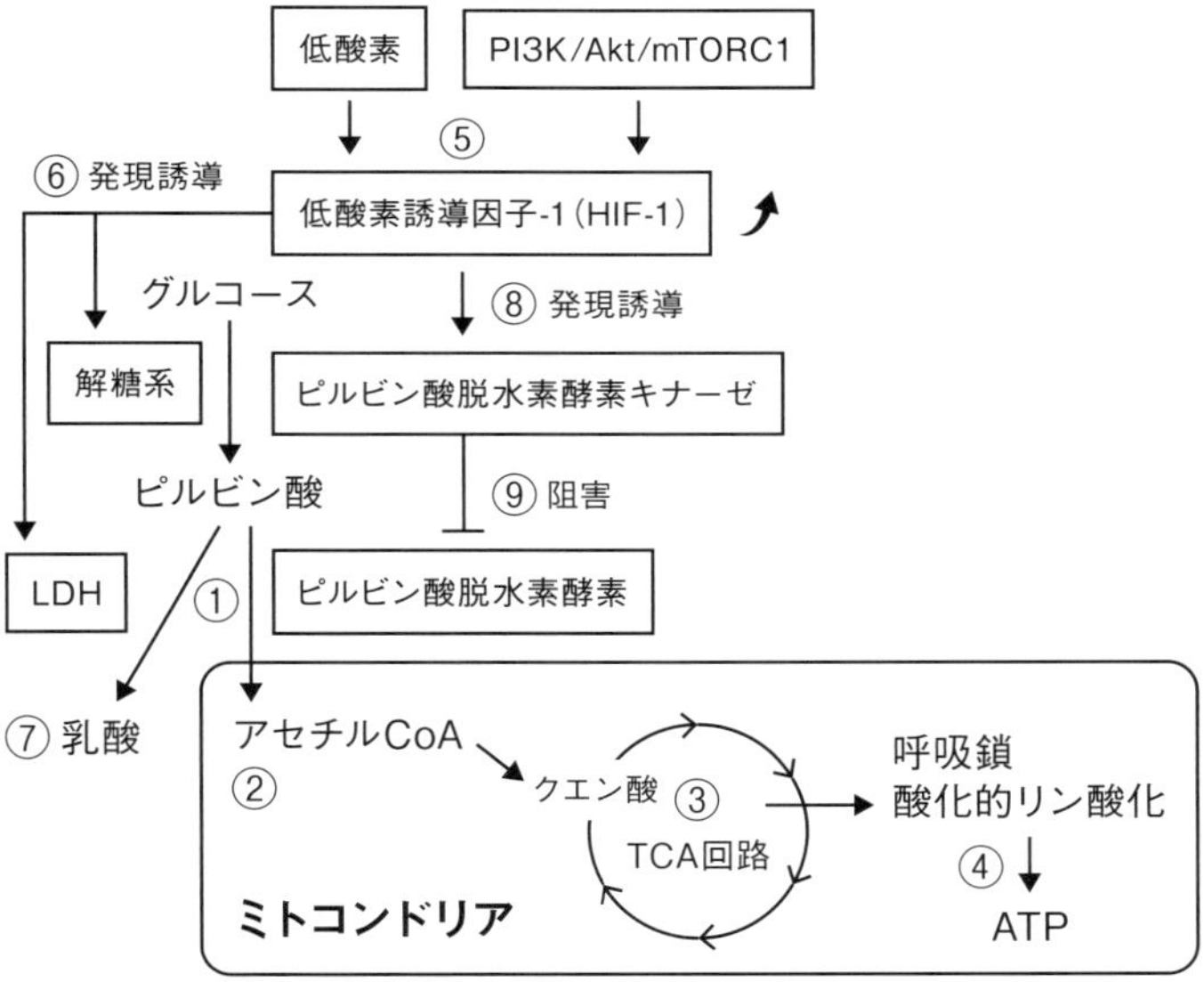

【図37】正常細胞では、グルコースは解糖系でピルビン酸に変換される。その後、ピルビン酸脱水素酵素（①）でアセチル CoA に変換され（②）、TCA 回路（③）と呼吸鎖における酸化的リン酸化によって ATP が産生される（④）。がん細胞では低酸素やPI3K/Akt/mTORC1シグナル伝達系の活性化によって低酸素誘導因子 -1（HIF-1）の活性が恒常的に亢進している（⑤）。HIF-1は解糖系酵素や乳酸脱水素酵素（LDH）の発現を亢進し（⑥）、乳酸産生を増やす（⑦）。HIF-1はピルビン酸脱水素酵素キナーゼの発現を誘導し（⑧）、ピルビン酸脱水素酵素キナーゼはピルビン酸脱水素酵素をリン酸化してその活性を阻害する（⑨）。その結果、ピルビン酸からアセチル CoA への変換が阻止されてミトコンドリアでの代謝（TCA 回路と酸化的リン酸化）は抑制される。

ルビン酸脱水素酵素をリン酸化して不活性化させるのが、ピルビン酸脱水素酵素キナーゼです。ピルビン酸脱水素酵素キナーゼは、ＨＩＦ‐１によって発現が亢進します。

これらをまとめると、がん細胞では、ＨＩＦ‐１によってピルビン酸脱水素酵素キナーゼの発現が亢進されることで、ピルビン酸からアセチルＣｏＡへの変換が阻害され、ミトコンドリアでの酸素を使った代謝が抑制される、ということになります。（１１７ページ、図37）

●ジクロロ酢酸ナトリウムはピルビン酸脱水素酵素キナーゼを阻害する

がん細胞の特徴的な代謝異常であるワールブルグ効果（好気的解糖）は、ＰＥＴ検査（陽電子放出断層撮影）によるがん診断の基礎になるだけでなく、がん細胞の特徴である細胞死（アポトーシスやフェロトーシス）に対する抵抗性とも関連しています。

がん細胞が死ににくいのは、これまで見てきたように酸素を使わないからです。そこで強制的に酸素を使うようにさせると、がん細胞は死にやすくなります。その理由を説明しましょう。

ワールブルグ効果をターゲットにしたがん治療法は、２０１２年にカナダのアルバータ大学のミケラキス（Michelakis）博士の研究グループが発表したものが最初だと思います。博士らは、ジクロロ酢酸ナトリウムでがん細胞のミトコンドリアを活性化すると、アポトーシス抵抗性が低下することを報告しました。

ジクロロ酢酸ナトリウムは経口投与可能な小分子で、ピルビン酸脱水素酵素キナーゼを阻害することでミトコンドリアへのピルビン酸の流入を増加させ、酸化的リン酸化を促進します。これにより、がん細胞における抑制されたアポトーシスが逆転し、がん細胞の増殖が抑制されることが示されました。（巻末参考文献21）

ジクロロ酢酸ナトリウムは、酢酸（CH_3COOH）のメチル基（CH_3）の２つの水素原子が塩素原子（Cl）に置き換わったジクロロ酢酸（$CHCl_2COOH$）のナトリウム塩です。構造式は「$CHCl_2COONa$」になります。

ジクロロ酢酸ナトリウムは、ミトコンドリアの異常による代謝性疾患、乳酸アシドーシス、心臓や脳の虚血性疾患の治療などに使用されています。

前述のようにがん細胞では低酸素誘導因子－１（ＨＩＦ－１）が増加することによって、ピルビン酸脱水素酵素キナーゼの活性が亢進し、ピルビン酸脱水素酵素の活性が低下し、ピルビン酸からアセチルＣｏＡへの変換が阻止されているため、ミトコンドリアでのエネルギー産生が抑制されています。

ジクロロ酢酸ナトリウムは、ピルビン酸脱水素酵素キナーゼの活性を阻害し、ピルビン酸脱水素酵素を活性化します。その結果、ピルビン酸からアセチルＣｏＡへの変換を促進して乳酸の産生が抑えられます。さらに、酸化的リン酸化の過程で活性酸素の産生が増え、酸化ストレスの増大によってがん細胞を死滅できるという作用機序が報告されています。

また、ジクロロ酢酸ナトリウムでピルビン酸脱水素酵素キナーゼを阻害し、ミトコンドリアを活性化すると、がん細胞のＨＩＦ‐１活性と血管新生が阻害されることも報告されています。（巻末参考文献22）

ジクロロ酢酸ナトリウムは、がん細胞における機能低下したミトコンドリアを活性化して細胞死を起こしやすくします。動物実験ではジクロロ酢酸ナトリウム単独で腫瘍の著明な縮小が観察されていますが、人間の腫瘍の場合はジクロロ酢酸ナトリウム単独では縮小効果には限界があるようです。

しかし、がん細胞を死滅させる作用をもった医薬品と併用すると、がん細胞の細胞死抵抗性を弱めるジクロロ酢酸ナトリウムの効果によって腫瘍の縮小効果を高めます。実際に、抗がん剤や放射線照射の効き目（感受性）を高める効果が多数報告されています。

ジクロロ酢酸ナトリウムが、５‐アミノレブリン酸（５‐ＡＬＡ）を用いた光線力学療法の抗腫瘍効果を増強するといった報告もあります。ミトコンドリアを活性化して活性酸素の産生を高めるためと考えられています。（巻末参考文献23）

●ジクロロ酢酸ナトリウムの使用法

ジクロロ酢酸ナトリウムの服用量は、1日に体重1kg当たり10mgから15mgで、1～2回に分けて服用します。体重60kgの人で1日あたりの服用量は、600～900mgになります。ジクロロ酢酸ナトリウムは熱で不活性化しやすいので水に溶かし、胃粘膜に刺激になるので食後に服用します。

注意する副作用は末梢神経障害です。ピルビン酸脱水素酵素はビタミンB1を補因子として使用するので、ビタミンB1が消耗すると神経障害がおこります。この副作用を予防するために、ビタミンB1製剤を一緒に服用します。ビタミンB1は1日に100mg以上を摂取します。

ピルビン酸脱水素酵素の補因子であるR体αリポ酸を併用すると、さらに抗腫瘍効果を高めることができます。R体αリポ酸は体内で合成されるため、補充は必須ではありませんが、サプリメントを通じて摂取するとミトコンドリアの活性化を増強できます。（122ページ、図38）

ジクロロ酢酸ナトリウムの体内での半減期は約24時間ですので、1回服用したジクロロ酢酸ナトリウムが体内からほとんど排泄されるのに数日かかります。したがって、毎日服用すると少しずつ体内に蓄積して副作用が起こりやすくなります。高齢者では体内での代謝（分

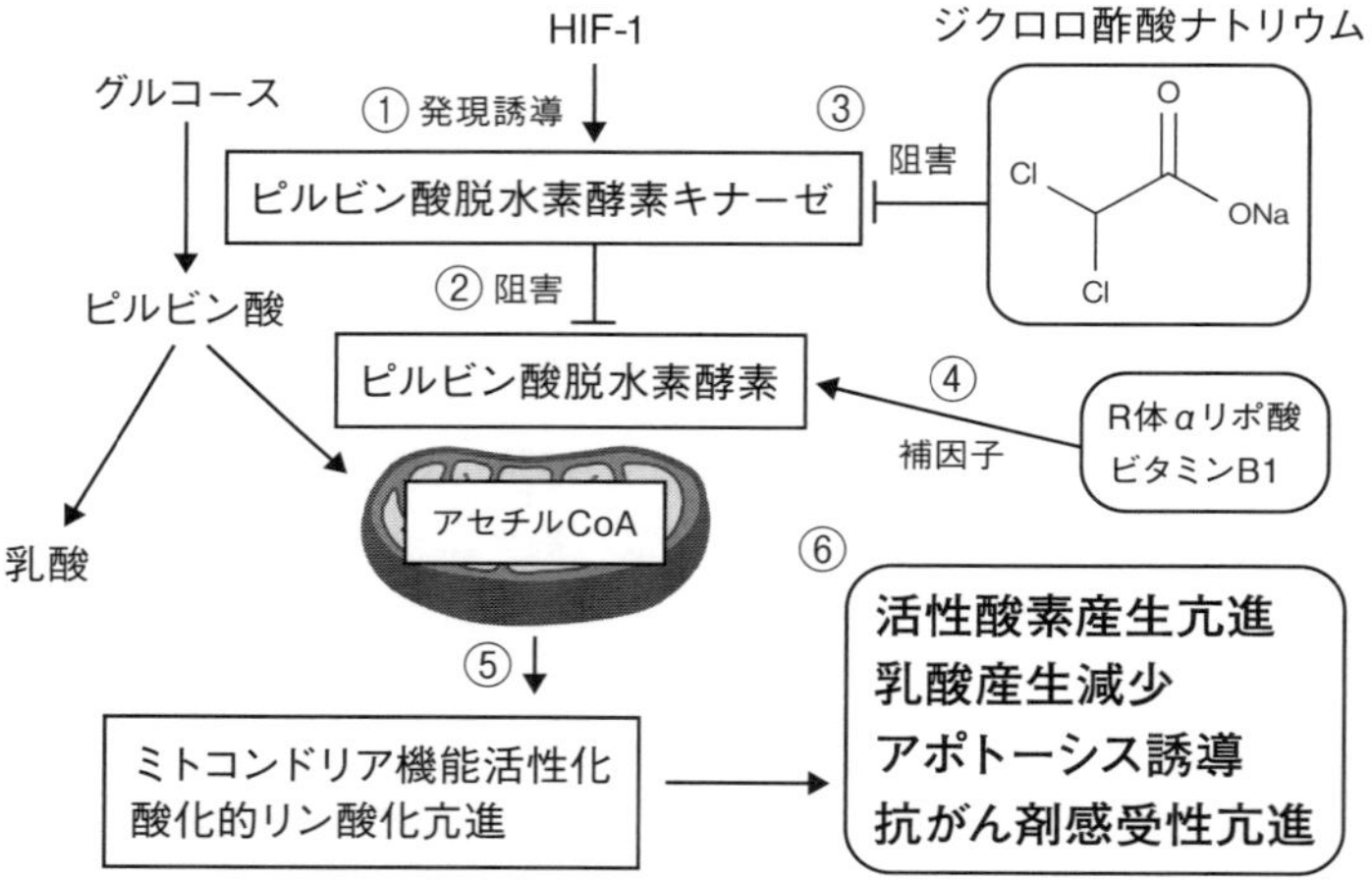

【図38】低酸素誘導因子-1（HIF-1）はピルビン酸脱水素酵素キナーゼの発現を誘導して（①）、ピルビン酸脱水素酵素（ピルビン酸をアセチルCoAに変換する）の働きを阻害し（②）、ミトコンドリアでの酸化的リン酸化によるATP産生を抑制する。ジクロロ酢酸ナトリウム（③）はピルビン酸脱水素酵素キナーゼの活性を阻害することによってピルビン酸脱水素酵素の活性を高め、R体αリポ酸とビタミンB1はピルビン酸脱水素酵素の補因子として働き（④）、ピルビン酸脱水素酵素の活性を高めてピルビン酸からアセチルCoAの変換を促進し、TCA回路での代謝と酸化的リン酸化を亢進する（⑤）。ミトコンドリアでの酸化的リン酸化が亢進すると活性酸素の産生が増え、乳酸産生が減少し、アポトーシスが起こりやすくなって抗がん剤感受性が亢進する（⑥）。

解と排泄）が遅くなる傾向にあります。がんの進行状況や体調などによって1日の服用量や1週間の服用回数などを調節します。1日おきの服用や、1週間のうち5日間服用して2日間休むというような服用法を考慮します。

副作用と思われる症状が表れたときは、その症状が消失するまで服用を中断します。副作用が消失したら、少量から再開します。副作用が出ない低用量を長期間にわたって服用する方が抗腫瘍効果を得られやすいようです。

腫瘍の縮小がみられた場合は、ジクロロ酢酸ナトリウムの量を体重1kg当たり1日2～3mgに減らし、ビタミンB1を併用する維持療法が試されています。

そのほかでは、緑茶、紅茶、コーヒーを1日5～10杯くらい飲用するとジクロロ酢酸ナトリウムの効果が高まるという意見があります。これはカフェインによる効果であることが推測されています。

ジクロロ酢酸ナトリウムは、インターネット上でも販売されています。

【第8章】ドコサヘキサエン酸はがん細胞の過酸化脂質を増やす

細胞のフェロトーシスは、脂質の過酸化による細胞膜の破綻により引き起こされます。がん細胞は細胞を増やす過程で、食事から摂取した脂肪酸を細胞膜のリン脂質に取り込みます。

魚油などに豊富に含まれるドコサヘキサエン酸（ＤＨＡ）は、1分子に二重結合が6個存在する非常に酸化されやすい不飽和脂肪酸です。鉄を多く含み活性酸素の産生が増加しやすいがん細胞では、ＤＨＡは過酸化脂質を増やして細胞膜の酸化傷害を増強します。食事やサプリメントからのＤＨＡを摂取することで、がん細胞のフェロトーシスを促進することができるのです。

●細胞は脂質二重層で包まれている

フェロトーシスでは、細胞膜に過酸化脂質が蓄積して細胞膜が破綻することによって、最終的に細胞死が起こります。フェロトーシスによる細胞死を理解するためには、細胞膜が脂肪酸によって作られていることを理解する必要があります。

私たちの体を構成する個々の細胞は、細胞膜で囲まれています。細胞膜は脂質二重層によりできており、この細胞膜によって細胞外と細胞内が分けられています。脂質二重層はリン脂質分子が膜状に並んで作られます。リン脂質分子は親水性のリン酸部分と、疎水性の２個の脂肪酸が尻尾のようにつながった構造をしています。

細胞の内外は主に水で満たされているので、リン脂質分子は親水性のリン酸部分（頭部）を外側に、水に反発する疎水性の脂肪酸部分（尾部）を内側にして、３〜６nm（ナノメートル）程度の厚さの２重の層を作って並びます。（126ページ、図39）

細胞の内外を分ける細胞膜は脂質二重層を土台にして、その中にタンパク質粒子が浮遊するように移動しています。脂質二重層に浮かぶタンパク質粒子は、受容体や物質を通すチャネルなどとして働きます。

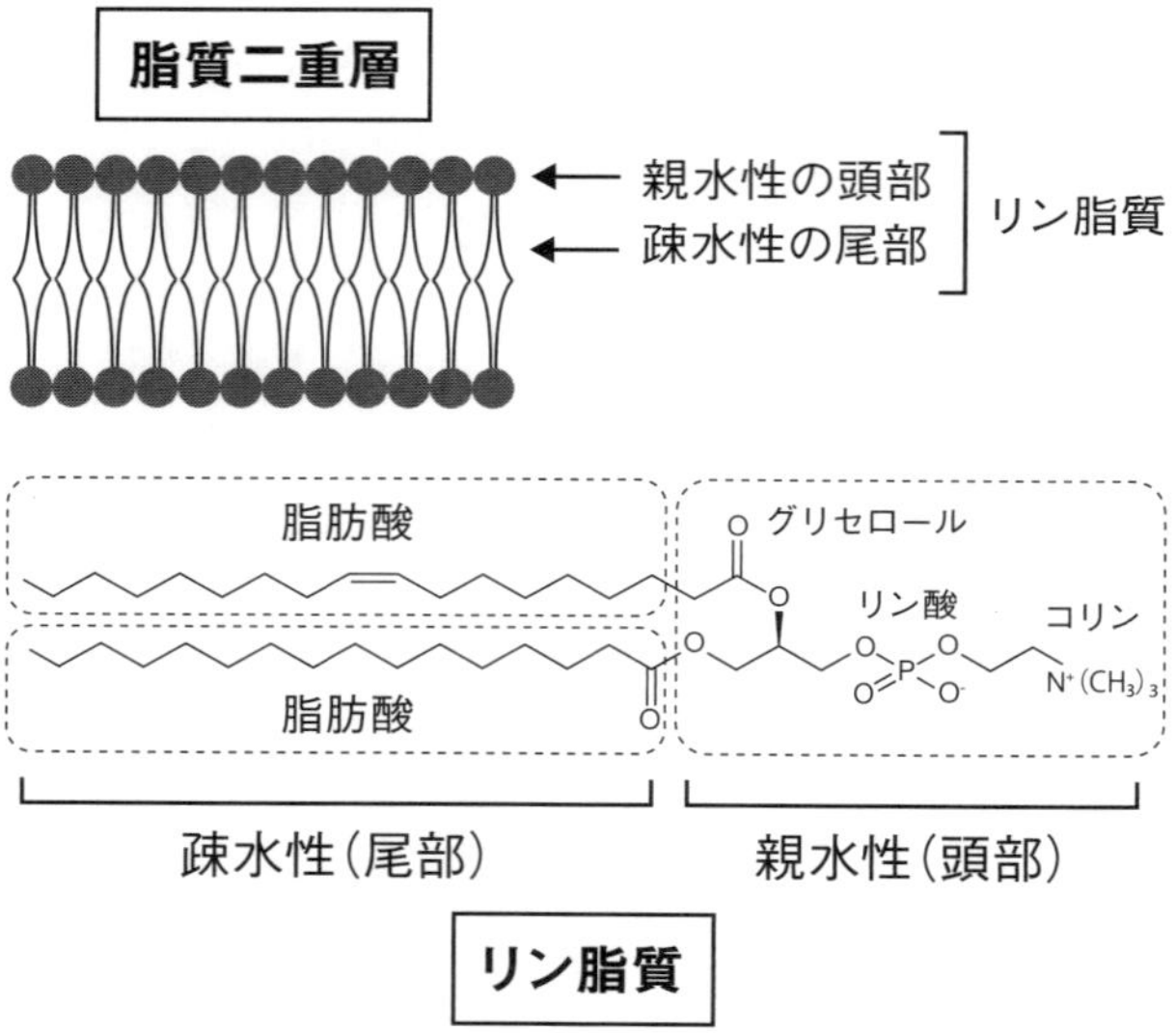

【図39】リン脂質は親水性のリン酸部分（頭部）と、疎水性の脂肪酸部分（尾部）から構成される。疎水性の尾部は水によってはじかれ、互いに引き付けられて内側に並び、親水性の頭部の領域が水に接する外側に露出して膜状の二重層を形成する。この脂質二重層が細胞膜の基本構造になる。

●脂肪（油脂）はグリセリンと脂肪酸が結合している

私たちは食物からさまざまな種類の「あぶら」を摂取しています。

一般に、常温で液体のあぶらを油（oil）、固体のあぶらを脂（fat）と表記し、両方を総称して油脂といいます。油という字に「さんずい（三水）」がついているのは液体であることを意味し、ほとんどの植物性油や魚油は常温で液体であり、油になります。一方、多くの陸上動物（牛脂、豚脂、人間の脂肪など）と熱帯植物（ヤシ油、パーム油、ココアバターなど）のあぶらは常温で固体の脂です。

油脂は、３価のアルコールであるグリセロール（グリセリンともいう）１分子に、３分子の脂肪酸が結合した構造をしています。グリセロールには手（-OH）が３本あり、それに脂肪酸が結合して脂肪（油脂）になります。一般的には脂肪酸が3個ずつ結合してトリグリセリド（中性脂肪）と呼ばれます。グリセロールはすべて共通するため、脂肪の種類による性状の違いは、脂肪酸の形態に依存します。（128ページ、図40）

脂肪酸は1個ないし複数個の炭化水素（CH_2）の連結した鎖（炭化水素鎖）からなり、その鎖の両末端はメチル基（CH_3）とカルボキシル基（COOH）で、基本的な化学構造は$CH_3CH_2CH_2$……CH_2COOHと表わされます。脂肪酸には飽和脂肪酸と不飽和脂肪酸があり、飽和脂肪酸では炭化水素鎖の全ての炭素が水素で飽和しています。一方、不飽和脂肪酸では炭化水素鎖中に1個ないし数個の二重結合（C=C）が含まれます。

炭化水素（CH_2）が連結した鎖の長さや二重結合の位置や数の違いによって脂肪酸の性質が変わってきます。例えば不飽和脂肪酸は、「メチル基（CH_3）の末端から数えて何番目に最初の二重結合があるか」で、オメガ3、オメガ6、オメガ9などに分類されます。

●食事中のドコサヘキサエン酸が細胞膜に取り込まれる

食事から摂取された脂肪は代謝されてエネルギー源となり、また脂肪が分解されて生成した脂肪酸

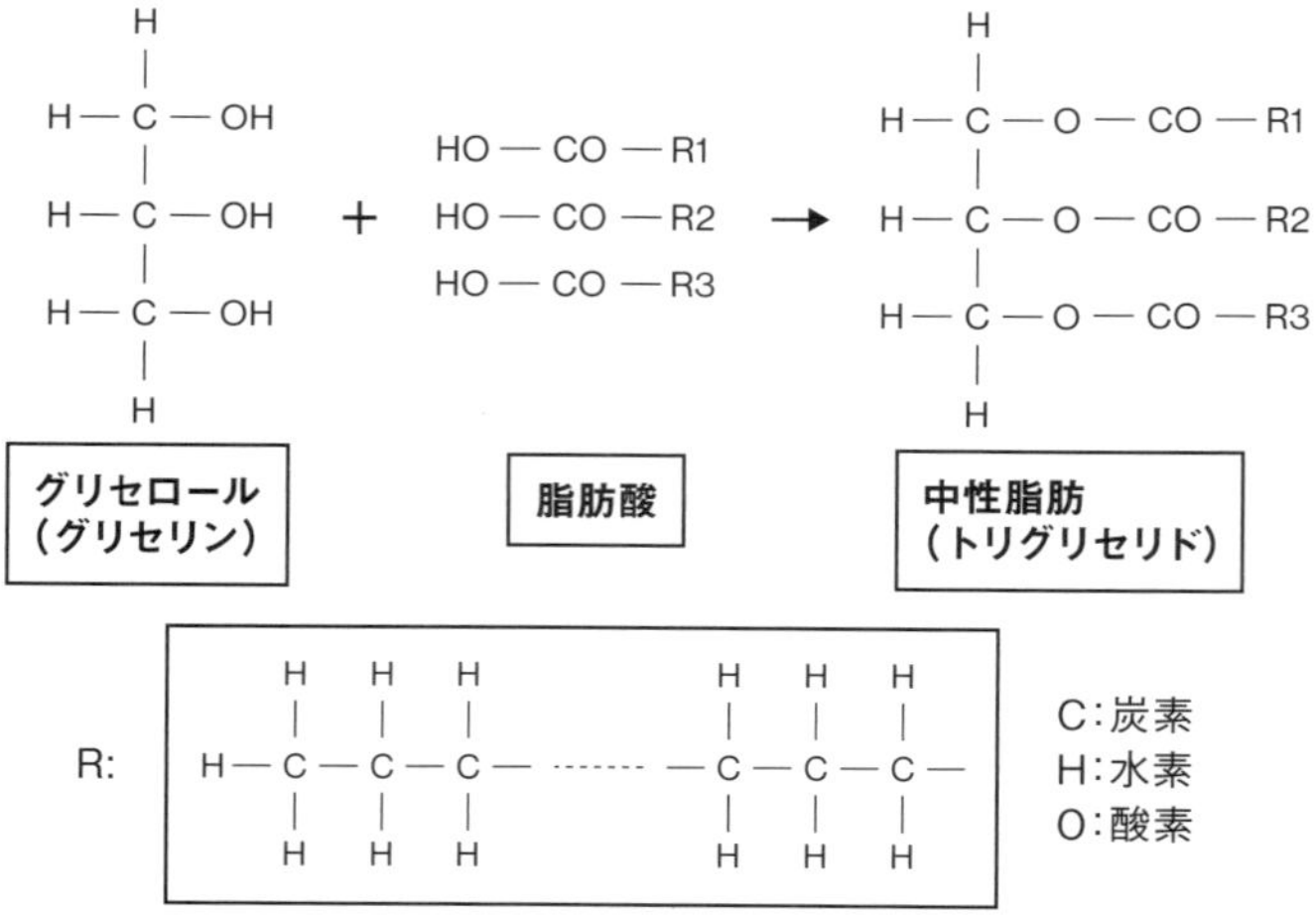

【図40】脂肪（油脂）は3価のアルコールであるグリセロール1分子に3分子の脂肪酸が結合した構造をしている。グリセロールには手 (-OH) が3本あり、それに脂肪酸が結合して脂肪（油脂）になる。R1、R2、R3と示す脂肪酸は1 個ないし複数個の炭化水素（CH_2）の連結した鎖（炭化水素鎖）からなる。脂肪酸の鎖（R1、R2、R3）の構造の違いによって油脂の性状が違ってくる。

は細胞膜などに取り込まれます。細胞膜の構成成分として使用される場合、その脂肪酸自体は変化せず、それぞれの構造や性質を保ったまま使われます。つまり、細胞膜をつくるとき脂肪酸の違いを区別せず、手当たり次第にあるものを利用するのです。その結果、食事中の脂肪酸の種類によって、体内の細胞の性質も変わってきます。

さらに、その細胞膜の脂肪酸から作られるプロスタグランジンやロイコトリエンなどの化学伝達物質の種類も違ってきて、炎症やアレルギー反応や発がんに影響することが明らかになっています。たとえば、リノール酸のようなオメガ6系不飽和脂肪酸を多く摂取すると、血栓ができやすくなり、アレルギー反応を増悪させ、がんの発生率を高めます。オメガ6系不飽和脂肪酸を多く取り込んだがん細胞は、増殖が速く転移をしやすくなります。

一方、魚油に多く含まれるドコサヘキサエン酸（DHA）やエイコサペンタエン酸（EPA）のようなオメガ3系不飽和脂肪酸を多く摂取すると、炎症やアレルギーを抑え、血栓の形成や動脈硬化やがん細胞の発育を抑える作用があります。DHAやEPAを多く摂取すると、がん細胞が抗がん剤で死にやすくなることも報告されています。

その理由は、食事から摂取されたオメガ3系不飽和脂肪酸ががん細胞の細胞膜の脂質組成を変えることによって、増殖シグナル伝達系に影響して増殖を抑えるからです。

さらに、DHAが多く取り込まれるとフェロトーシスによる細胞死を促進することが報告されています。

人間を含め哺乳動物は、オメガ6とオメガ3の不飽和脂肪酸を体内で合成することができません。そのため、食事による生体機能の調整を行うときは、不飽和脂肪酸は重要なターゲットになります。食事中の脂肪酸の種類によるがん細胞への影響の違いを知ることは、がんを抑える食事療法の実践において極めて重要です。

●ドコサヘキサエン酸はがん細胞の抗がん剤感受性を高める

オメガ3系多価不飽和脂肪酸のα-リノレン酸は、亜麻仁油《あまに》や紫蘇油《しそ》（エゴマ油）やクルミに多く含まれます。エイコサペンタエン酸（EPA）とドコサヘキサエン酸（DHA）は、微細藻類や魚類の油に多く含まれますが植物油には含まれません。α-リノレン酸を摂取すると一部は体内でEPAに変換されます。しかし、DHAへの変換は極めて少ないので、DHAは食事やサプリメントからの摂取が必要です。（図41）

ドコサヘキサエン酸（DHA）は、細胞膜の構造成分です。食事やサプリメントで摂取後、DHAは血漿《けっしょう》リン脂質に組み込まれます。細胞分裂しているがん細胞は、細胞膜を合成する過程で血漿リン脂質から脂肪酸を取り込みます。したがって、DHAの摂取を増やして血漿リン脂質のDHA濃度を高めると、がん細胞にDHAが多く取り込まれます。DHAは1分

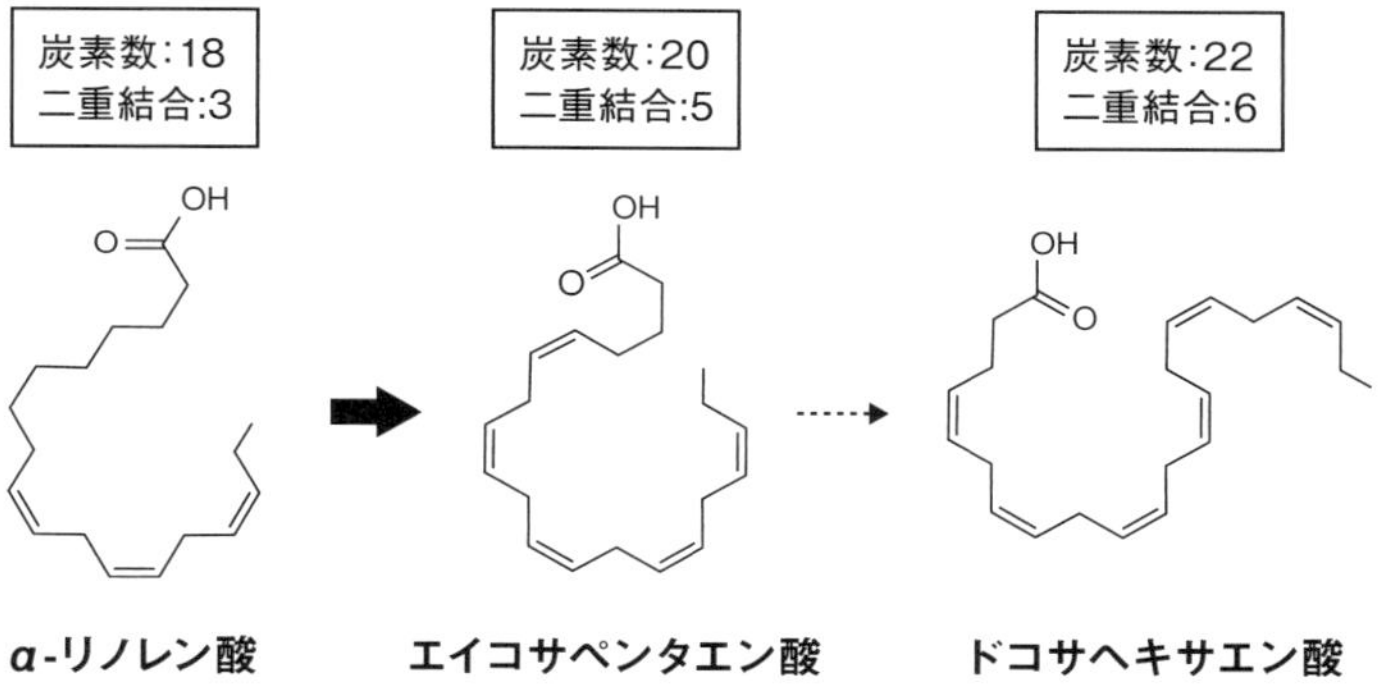

【図41】ドコサヘキサエン酸は炭素数22で二重結合を6個有するオメガ3系多価不飽和脂肪酸で、体内でα-リノレン酸から生成される代謝経路は存在するが、その内因性合成の効率は極めて低いので食事からの摂取が必要。

子に不飽和結合が6個存在し、酸化されて過酸化脂質を産生しやすく、DHAを多く取り込んだがん細胞は、アントラサイクリンなどの酸化ストレスを高める抗がん剤の効果が高まることが報告されています。

たとえば、急速に進行する遠隔転移を伴う乳がん患者（n＝25）のアントラサイクリンをベースにした化学療法に、毎日1・8gのDHAを追加することの有効性と安全性を検討した臨床試験が行われています。その結果、血漿DHAの取り込みが高い患者では、全生存期間が有意に延長する結果が得られています。この報告では「DHAの併用には有害な副作用がなく、がん細胞に高度に組み込まれると化学療法の結果を改善することができる」という結論になっています。DHAは抗

がん剤治療の副作用を強めずに、がん細胞の抗がん剤感受性を高めるということです。（巻末参考文献24）

培養がん細胞をＤＨＡ存在下で培養すると、さまざまな種類の抗がん剤に対する感受性が高まることが報告されています。さらに臨床試験で、化学療法の前に開始され、化学療法中に継続されたＤＨＡの長期（数週間）補給は、抗がん剤に対するがん細胞の感受性を増加させることが示されています。特に、アントラサイクリンなどの酸化ストレス誘発性の抗がん剤の抗腫瘍効果を高めます。同様の結果が放射線療法でも観察されています。

アントラサイクリン系薬剤は土壌細菌由来の抗生物質で、細胞の増殖に必要なＤＮＡやＲＮＡの合成を阻害することで抗腫瘍効果を表します。ドキソルビシン、ダウノルビシン、エピルビシン、アムルビシンなどがあり、多くの種類のがんの治療に広く用いられています。

アントラサイクリン関連の心筋毒性は、化学療法によって生成された活性酸素種による直接的な心筋傷害の結果として考えられているため、ＤＨＡの追加はこの毒性を増幅する可能性があります。しかし、この臨床試験では心臓毒性の増強は報告されていません。その理由の一つは、心筋細胞は細胞分裂していないので、食事から摂取したＤＨＡは細胞分裂しているがん細胞に多く取り込まれ、心筋細胞にはあまり取り込まれないためと考えられます。

つまり、乳がんのアントラサイクリンを使った抗がん剤治療にＤＨＡを併用しても、副作用は増強せず、抗腫瘍効果を高めることができるということになります。この際、抗酸化作用のあるサプリメントは、抗腫瘍効果を阻害してしまうので摂取しないようにしましょう。むしろ、抗酸化作用を阻害する治療法の併用が有効になります。

●ドコサヘキサエン酸は乳がんの補助化学療法の効果を高める

術前補助化学療法は、手術前に抗がん剤を投与してがんを小さくすることで、がんの切除を可能にしたり、臓器の機能を温存させたりする目的で行います。術前補助化学療法と手術を組み合わせることで治療効果を高めることができ、再発率を低下させることができると考えられています。この乳がんの手術前の補助化学療法の効果を、ドコサヘキサエン酸（ＤＨＡ）が増強することが報告されています。

手術前の補助化学療法としてシクロホスファミド／ドキソルビシン／５‐フルオロウラシル（ＣＡＦ）療法を受けた48人の局所進行乳がん患者を対象として、オメガ３不飽和脂肪酸（介入群）またはプラセボ（対照群）の無増悪生存期間（治療中、治療後にがんが進行せず安定した状態のこと）と全生存期間を比較した二重盲検ランダム化比較試験の結果が報告されています。

細胞分裂の指標のＫｉ‐67の発現率は、対照群が42・４±４・８％に対して、オメガ３不飽和脂肪酸投与群では39・2±5・3%で統計的有意な低下を認めました。血管内皮細胞増殖因子の発現もオメガ3不飽和脂肪酸投与群で有意に低下しました。介入群の全生存期間(30・9±3・71週間)は、対照群(25・9±3・6週間)と比較して有意に延長しました。つまり、オメガ3系不飽和脂肪酸の補給は、CAF補助化学療法と乳房切除術で治療された局所進行乳がんの全生存期間と無増悪生存期間を改善することが示されたのです。(巻末参考文献25)

魚油の抗がん効果は、おもにエイコサペンタエン酸(EPA)とドコサヘキサエン酸(DHA)によると考えられています。しかし、DHAは細胞膜の組成を変化させるという独特の効果があるため、DHAの方がより抗がん作用が強いと見なされています。最近の多くの研究で、DHAが他の抗がん剤のアジュバント(補助療法剤)として非常に効果的であることが示されています。

DHAを他の抗がん剤と組み合わせると抗がん剤の有効性が向上し、治療に伴う副作用も軽減されることが多くの動物実験や臨床試験で報告されています。DHAは抗がん治療の有効性を向上させる副作用のない天然の強力な補助療法剤と考えられているのです。(巻末参考文献26)

●ドコサヘキサエン酸は肺がんの抗がん剤治療の奏功率を高める

抗がん剤の有効性は、がんが縮小したかどうかで判断されます。CTなどの画像診断で、がんの大きさ（腫瘍の最長径の和）が30％以上縮小した状態が4週間以上続いた場合に、「有効」といいます。画像診断でがんが消失した場合を「完全奏功」といい、30％以上縮小したが消失はしていない場合を「部分奏功」といいます。抗がん剤を使った患者のうち、完全奏功と部分奏功を足した割合を、「奏功率」あるいは「有効率」といっています。

進行肺がんにおいて、抗がん剤治療は延命や症状の緩和を目的に行われますが、非小細胞肺がん患者に対するファーストライン治療の奏功率は30％以下です。「ファーストライン」とは、がんの化学療法において、最初に使う抗がん剤のことです。ファーストラインが効かなかったときに使う次の抗がん剤をセカンドライン、その次に使う抗がん剤をサードラインといいます。

肺がんの治療においても、ドコサヘキサエン酸（ＤＨＡ）の併用が、抗がん剤の副作用を強めずに抗腫瘍効果を高めることが多くの臨床試験で示されています。

たとえば、進行した非小細胞肺がん患者のファーストラインの抗がん剤治療（カルボプラチン＋ビノレルビンまたはジェムシタビン）に魚油のサプリメントを併用した場合の奏功率と臨床的有用性が、併用しなかった場合と比べてメリットがあるかどうかを比較した臨床試験の結果が報告されています。進行肺がん患者56例を対象にして、抗がん剤治療のみ（31例）と抗がん剤に魚油（EPA＋DHAを1日2・5g）を併用した群（15例）に分けて検討しています。

奏功率（完全奏功＋部分奏功）は、魚油併用群が60・0％に対して、コントロール群が25・8％で統計的有意（P＝0・008）に向上が認められました。また、臨床的有用性（完全奏功＋部分奏功＋病状安定）は、魚油併用群が80・0％でコントロール群が41・9％で、これも統計的有意でした（P＝0・02）。1年生存率は魚油併用群で60・0％に対してコントロール群は38・7％でした（P＝0・15）。副作用の程度には両群の間に差は認められませんでした。

以上の結果から、抗がん剤治療に魚油（EPA＋DHA）を併用すると、抗腫瘍効果を高め生存率を高める効果が期待できるといえます。（巻末参考文献27）

●ドコサヘキサエン酸はがん細胞のフェロトーシスを促進する

前述のように、ドコサヘキサエン酸（DHA）の摂取が抗がん剤治療の効果を高めることが、多くの臨床試験で明らかになっています。抗がん剤の多くは活性酸素やフリーラジカルを発生して細胞にダメージを与えますが、DHAを多く取り込んだがん細胞は過酸化脂質が蓄積しやすいので、フェロトーシスを起こしやすくなっていると考えられています。

がん細胞は細胞分裂をして細胞数を増やすために、細胞膜に使う脂肪酸の合成が亢進しています。さらに、がん細胞は自分で作った脂肪酸以外に、食事から摂取して血液中に存在する脂肪酸を積極的に取り込んで、細胞膜の合成に使います。食事からDHAやEPAの摂取を増やすと、がん細胞の細胞膜にDHAやEPAが多く取り込まれます。

先ほども触れましたが、DHAは二重結合が6個存在する多価不飽和脂肪酸です。不飽和脂肪酸は酸化されて過酸化脂質になります。DHAは酸化されやすいので、鉄を多く含み活性酸素の産生が増加しているがん細胞では、DHAは過酸化脂質を増やし、細胞膜の酸化傷害を増強します。つまり、DHAを多く取り込んだがん細胞はフェロトーシスが起こりやすくなるのです。したがって、食事からのDHAの摂取を増やすと、放射線や抗がん剤による細胞死を起こしやすくなります。

このDHAによる抗がん剤や放射線照射に対するがん細胞の感受性増加は、抗酸化物質であるα-トコフェロールを添加することによって用量依存的に阻止されます。これはDHAの抗腫瘍効果が酸化傷害と関連することを意味します。6つの二重結合を持つDHAは最も過酸化性の高い脂肪酸の一つであり、細胞膜にDHAが多く取り込まれると、抗がん剤や放

射線照射によって誘発される細胞膜の脂質過酸化を増強して、フェロトーシスを促進するのです。（図42）

前述のように、がん細胞に対する抗がん剤や放射線照射による殺細胞効果はＤＨＡによって増強します。この効果は、ＤＨＡが酸化傷害を増強する作用と関連しています。同様の機序で、アルテスネイトや５-アミノレブリン酸により誘導されるフェロトーシスをＤＨＡは促進します。６つの二重結合を持つＤＨＡは最も過酸化性の高い脂肪酸の１つであり、細胞膜の過酸化脂質の蓄積を促進し、フェロトーシスを増強します。

多くの臨床試験の結果から、１日２～３グラム程度のＤＨＡとＥＰＡのサプリメントは、抗がん剤や放射線治療の治療中や、手術の前後に摂取して問題なく、抗がん作用を強める効果が期待できます。

ただし、食事からオメガ６系不飽和脂肪酸を取り過ぎると、オメガ３系不飽和脂肪酸をサプリメントで補う効果が低下してしまいます。日常の食事ではオメガ６系不飽和脂肪酸を減らし、オメガ３系不飽和脂肪酸の多い食品を摂取することが大切です。

ＤＨＡやＥＰＡは過剰に摂取すると、血液凝固能が低下して出血しやすくなる副作用があるので、手術や抗がん剤治療中の場合は、過剰摂取に注意が必要です。しかし、推奨されている１日３～５ｇ程度の量でしたら摂取しても問題ありません。３～５ｇのＤＨＡは中くら

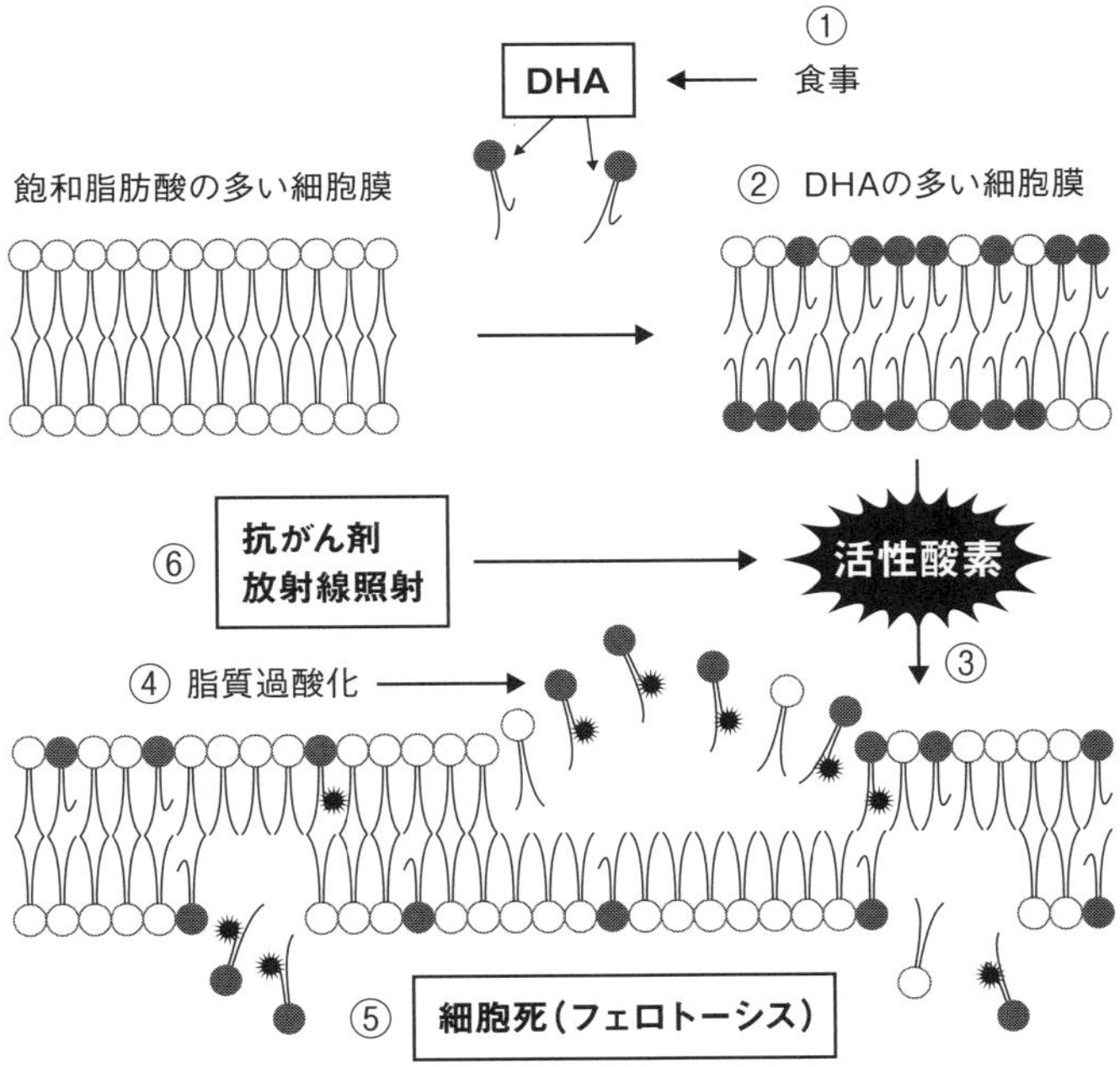

【図42】食事（①）からのドコサヘキサエン酸（DHA）は細胞膜に取り込まれる（②）。DHA は酸化を受けやすいので、細胞内で活性酸素の産生が高まると（③）、脂質の過酸化によって細胞は酸化傷害を受け（④）、細胞膜が破綻してフェロトーシスで死滅する（⑤）。抗がん剤と放射線照射はがん細胞にフェロトーシスを誘導する（⑥）。食事からの DHA の摂取量を増やすと、がん細胞のフェロトーシスを増強できる。図下段の黒点は活性酸素による脂質酸化を示す。DHA は酸化を受けやすいことを表している。

いの大きさのサンマ2尾で摂取できる量です。

●培養した微細藻類由来のDHAが注目されている

魚に含まれるドコサヘキサエン酸（DHA）やエイコサペンタエン酸（EPA）は、魚の体内で合成されているのではありません。

DHAとEPAを作っているのは、海洋中の微細藻類です。プランクトンが微細藻類を食べ、小型魚がプランクトンを食べ、大型魚が小型魚を食べるという食物連鎖によって、サバやサンマやカツオやマグロなどの魚油にDHAやEPAが蓄積されていきます。それらの魚を食べることによって、人間はDHAやEPAを摂取することができるのです。

がんや認知症や循環器疾患の予防や治療にDHAやEPAが有効であることは、確立しています。従って、DHAやEPAの多い、脂の乗った魚を多く食べることが推奨されています。しかし、昨今、海洋汚染に由来する有害物質の魚への蓄積が、魚食を安易に推奨できないレベルまで深刻になっています。なかでも特に重大な懸念となっているのが、魚のメチル水銀汚染です。

メチル水銀は毒性が強く、血液により脳に運ばれ、やがて人体に著しい障害を与えます。妊娠中に母親がメチル水銀を体内に取り込んだことにより、胎児の脳に障害を与えることもあります。魚摂取が増えるとメチル水銀の体内摂取が増え、胎児の脳の発育に悪影響を及ぼすことから、厚生労働省は２００３年に妊婦の魚摂取に関する注意事項を公表しています。米国食品医薬品局（ＦＤＡ）は、マグロなどの大型魚の水銀濃度が高いとして、妊婦や子どもは食べないようにと呼びかけています。つまり、妊婦や小児にとって魚は多く食べてはいけない食品になっているのです。

そこで注目を集めているのが、ＤＨＡとＥＰＡを作り出している微細藻類です。それら微細藻類を培養すれば、汚染物質フリーのＤＨＡ／ＥＰＡを製造することができます。藻類由来なので菜食主義者（ベジタリアン、ヴィーガン）も安心して摂取できます。

がん治療には1日3～5ｇのＤＨＡの摂取が有効であることが、多くの研究で示されています。通常の魚油の場合、ＤＨＡ含有量は10～20％程度です。1日5ｇのＤＨＡを摂取するには25～50ｇの魚油の摂取が必要になります。

一方、微細藻類の中でもＤＨＡ含有量が極めて多いシゾキトリウム（Schizochytrium sp.）をタンク培養して製造した高濃度（約50％）のＤＨＡが販売されています。このような高濃度で汚染フリーのＤＨＡであれば、がんの再発予防の目的で安心して長期の摂取ができます。

【第9章】ザクロ種子油のプニカ酸はフェロトーシスを促進する

二重結合と単結合が交互に並ぶ構造を、共役型二重結合と呼びます。

この構造を持つ脂肪酸（共役リノール酸や共役リノレン酸）は、フリーラジカルが生成されやすいため、がん細胞の細胞膜に取り込まれると脂質過酸化を促進します。なかでも、ザクロ種子油に豊富に含まれる共役リノレン酸のプニカ酸とドコサヘキサエン酸の併用は、フェロトーシス誘導において相乗的な増強効果が報告されています。

●不飽和脂肪酸は二重結合の部分で折れ曲がる

飽和脂肪酸では炭化水素鎖のすべての炭素が水素で飽和していますが、不飽和脂肪酸では

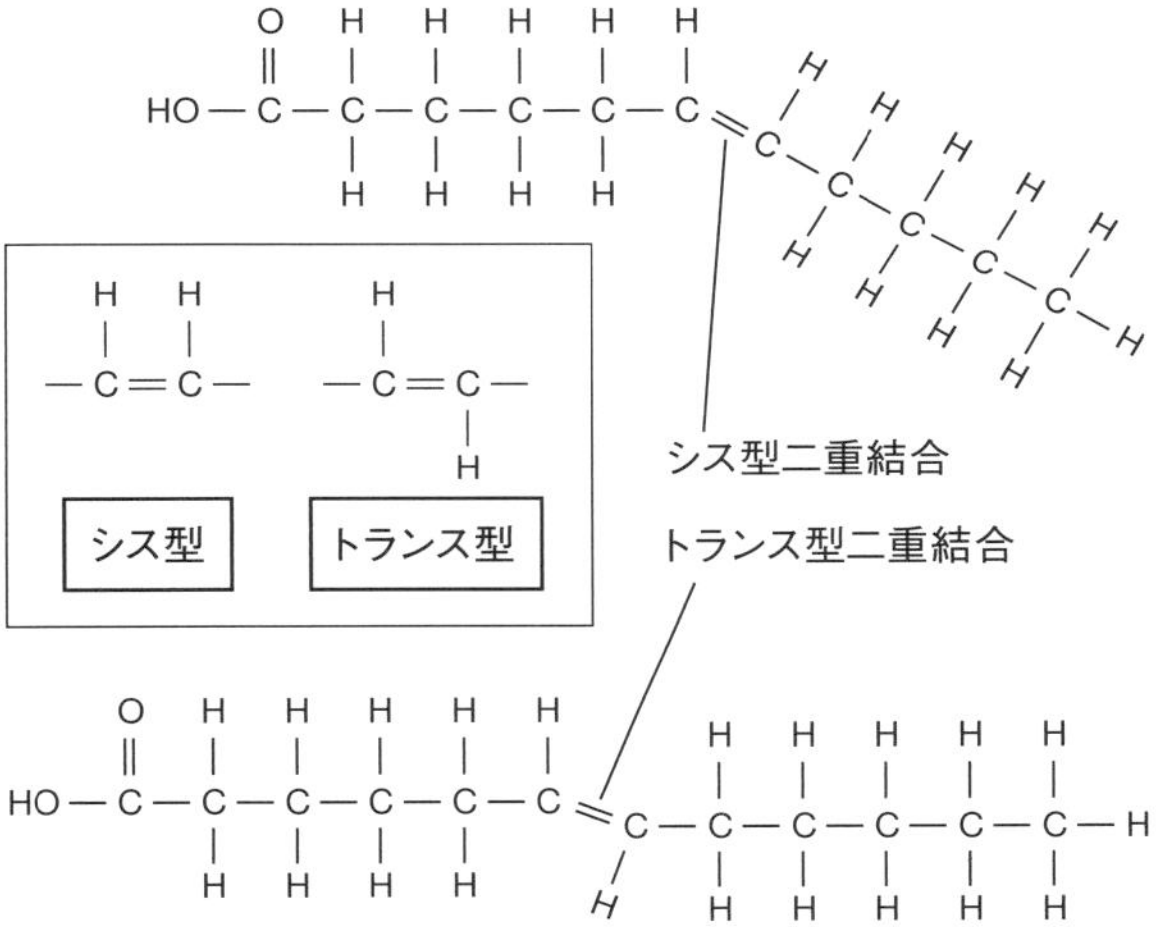

【図43】脂肪酸の炭素間の二重結合（C=C）の部分では「シス型」と「トランス型」という2種類の構造を取る。シス（cis）は「同じ側」、トランス（trans）は「反対側」という意味の接頭辞で、二重結合の所でシス型は水素が同じ側に並び、トランス型は反対側に並ぶ。シス型の二重結合のところで炭化水素の鎖は大きく曲がる。

炭化水素鎖中に1個ないし数個の二重結合が含まれます。炭素（C）原子は他の原子と結合できる手を4本持っています。炭素‐炭素二重結合とは、2つの炭素原子同士が互いに2本の手でつながっている状態のことで、「C＝C」で表記します。1本の手でつながっている場合を単結合といいます。

二重結合の部分で脂肪酸の構造が変化します。飽和脂肪酸はまっすぐな構造をしていますが、炭素間に二重結合がある不飽和脂肪酸は二重結合の部分で折れ曲がります。脂肪酸が二重結合のところで曲がる時に、「シス型」と「トランス型」という2種類の構造を取ります。「シス（cis）」は「同じ側」「近い方」、「トランス（trans）」は「反対側」「遠い方」というような意味の接頭辞です。（143ページ、図43）「シス型」は、二つの水素原子が二重結合の同じ側面側に存在する脂肪酸です。自然界に存在する不飽和脂肪酸のほとんどは、このシス型二重結合の分子構造を持っています。炭化水素鎖がシス型二重結合の部分で大きく曲がり、脂肪酸分子間の結合が弱くなり、より融点が低くなるため室温では液体となります。トランス型二重結合では、二つの水素原子が二重結合の反対側に存在し、比較的安定した構造になります。

不飽和脂肪酸は、炭素鎖内の二重結合の数と位置に従って分類されます。ほとんどの不飽和脂肪酸は、メチレン（$-CH_2-$）基によって分離された二重結合（$-CH=CH-CH_2-CH=CH-$）を示します。この場合、二重結合の間に2個以上の単結合が入ります。一部の多価不飽和脂肪酸は、メチレン基によって中断されない二重結合（$-CH=CH-CH=CH-$）を有します。この場合は、二重結合は1個の単結合でつながっています。この二重結合を「共役型二重結合」といい、分子中に共役型二重結合を有する脂肪酸を「共役脂肪酸」といいます。

二重結合の間に2個以上の単結合があると、二重結合部の電子は二重結合部に局在化します。「電子の局在化」というのは、電子がそれぞれの二重結合の部分に固定化していることです。しかし、二重結合の間に1個の単結合しかない場合、すなわち単結合と二重結合が交

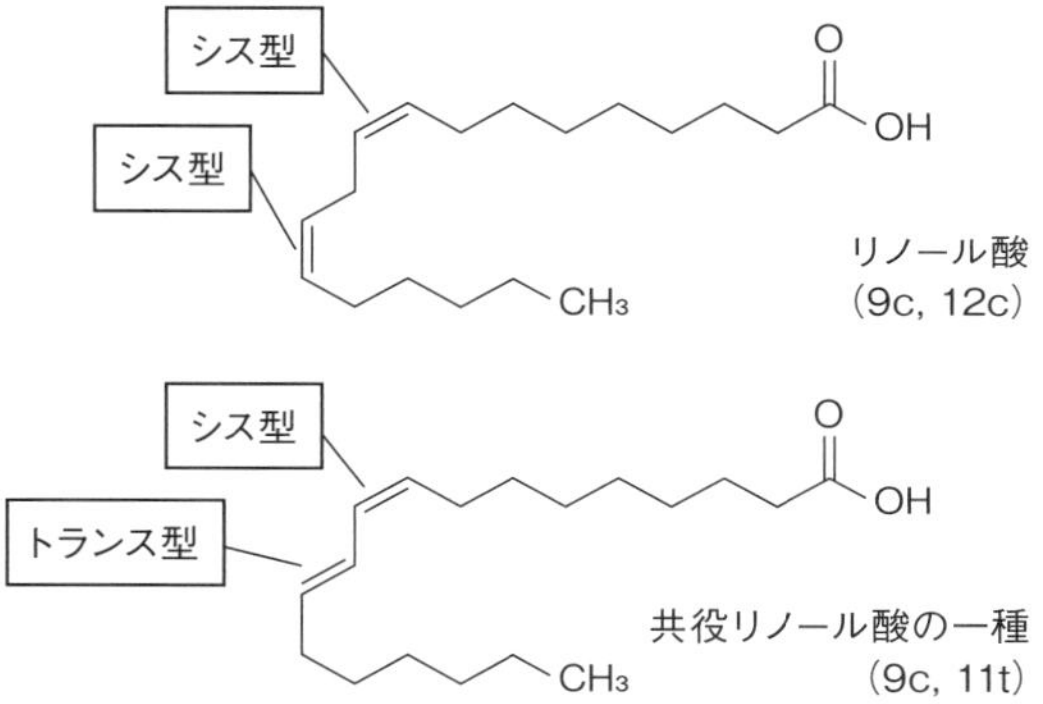

【図44】リノール酸はカルボキシル基（COOH）から数えて９番目と12番目の炭素の部分に二重結合が存在し、いずれもシス型を示す（9c,12c）。共役リノール酸の一種（9c,11t）では、９番目の炭素の二重結合はシス型で、11番目の炭素の二重結合はトランス型を示す。リノール酸では２つの二重結合の間に２つの単結合が存在する。共役リノール酸では２つの二重結合の間に1つの単結合が存在し、共役型二重結合となっている。

互に並んでいる時は電子は非局在化します。電子の非局在化とは、電子が特定の原子や結合に固定されず、隣り合った二重結合の部分に電子が自由に移動できることです。

リノール酸と共役リノール酸の分子式は$C_{18}H_{32}O_2$と同じです。炭素数と二重結合の数が同じでも、二重結合の位置と立体構造（シス型とトランス型）の違いによって、立体的な構造に違いが生じるので、脂肪酸の性状に違いが生じます。

●共役脂肪酸は多彩な生理機能を持つ

１９８０年代、米国ウィスコンシン大学のパリザ（Michael W. Pariza）

教授らは、焼いたハンバーグ中に発がん過程を抑制する物質を発見しました。

その抽出物質を精製・分離した結果、炭素数18個で9位にシス、11位にトランス配置の二重結合を有するリノール酸の異性体であることが判明しました。単結合と交互になっている二重結合は共役型結合と呼ばれ、この脂肪酸をシス9、トランス11‐共役リノール酸と呼びます。この二重結合の位置および立体構造の違いにより、リノール酸の生理作用とは違った効果を発揮していると推測されています。（145ページ、図44）

共役脂肪酸の中で、共役リノール酸は人間の健康に対する有益な効果について最も広範囲に研究されています。これらの効果には、肥満や動脈硬化や糖尿病や発がんを予防する効果、免疫調節作用などが含まれます。

さらに最近は共役リノレン酸に対する関心が高まっています。リノール酸とαリノレン酸は炭素数が18と同じですが、二重結合はリノール酸は2個、αリノレン酸は3個です。共役リノレン酸は3個の二重結合のうち、少なくとも2個が共役型二重結合を有するリノレン酸の異性体です。（図45）

●共役リノレン酸のプニカ酸はフェロトーシスを促進する

共役リノレン酸には、抗炎症作用、抗肥満作用、抗糖尿病作用などがあることが報告さ

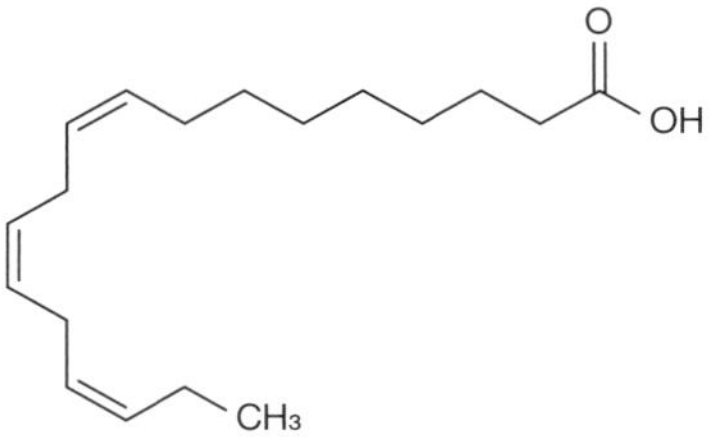

αリノレン酸
C18:3（c9, c12, c15）

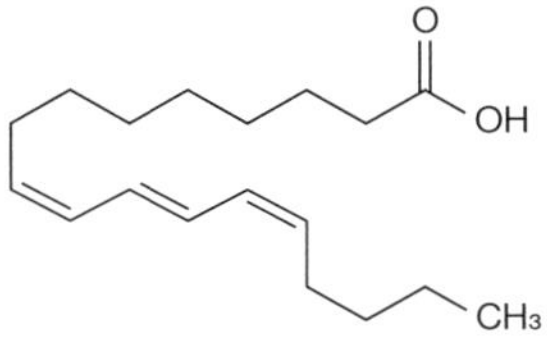

共役リノレン酸（プニカ酸）
C18:3（c9, t11, c13）

【図45】 αリノレン酸と共役リノレン酸は3個の二重結合を有し、化学構造は同じ（$C_{18}H_{30}O_2$） であるが、二重結合の位置と立体構造が異なる。αリノレン酸はカルボキシル基（COOH）末端から9番目と12番目と15番目の炭素にシス型二重結合がある（c9,c12,c15)。共役リノレン酸の一種のプニカ酸はカルボキシル基末端から9番目と11番目と13番目の炭素に二重結合があるが、9番目と13番目の炭素の二重結合はシス型で、11番目の炭素の二重結合はトランス型で、この3つの二重結合は単結合と交互に並ぶ共役型二重結合となっている（c9,t11,c13)。

れています。また共役リノレン酸は、強力な抗がん作用を発揮することも分かっています。

共役リノレン酸の抗がん活性は、脂質過酸化に関連していると考えられています。実際、共役リノレン酸は、共役二重結合部分での電子の非局在化によってフリーラジカルが形成されやすいため、非共役の対応物であるαリノレン酸（C18:3,c9c12c15）よりも酸化を受けやすくなっています。

共役脂肪酸（共役リノール酸や共役リノレン酸）は、がん細胞の細胞膜の脂質二重層に取り込まれ、脂質過酸化を促進してフェロトーシス誘導を亢進することが明らかになっています。フェロトーシスは、多価不飽和脂肪酸の酸化によって生成される活性酸素種の一種である脂質ヒドロペルオキシドの圧倒的な蓄積によって特徴付けられます。

共役リノレン酸の一種のプニカ酸（Punicic acid）は、ザクロ種子油に豊富に含まれます。ザクロ種子油の70〜80％がプニカ酸で、摂取しても身体機能や組織の恒常性に悪影響を及ぼさないことが実証されているため、その抗がん作用に注目が集まっています。

培養がん細胞を使った実験によると、プニカ酸のがん細胞に対する傷害作用が抗酸化剤や鉄キレート剤で阻止されることから、フェロトーシス誘導によるものと考えられています。さらに、ドコサヘキサエン酸と組み合わせると、プニカ酸の細胞毒性が相乗的に増加することも報告されています。（巻末参考文献28）

1分子に6個の二重結合を持つドコサヘキサエン酸と、共役リノレン酸の一種のプニカ酸は、ともに脂質過酸化を促進するものと思われます。

これらのことから、ドコサヘキサエン酸とプニカ酸を1日3〜5g程度を摂取すると、フェロトーシス誘導において相乗的な増強効果が期待できるといえます。抗がん剤、放射線照射、アルテスネイト、鉄剤、高濃度ビタミンC点滴、スルファサラジン、ジクロロ酢酸ナトリウムなど活性酸素の産生を高める治療法と併用すると、より大きな効果が望めるでしょう。（図46）

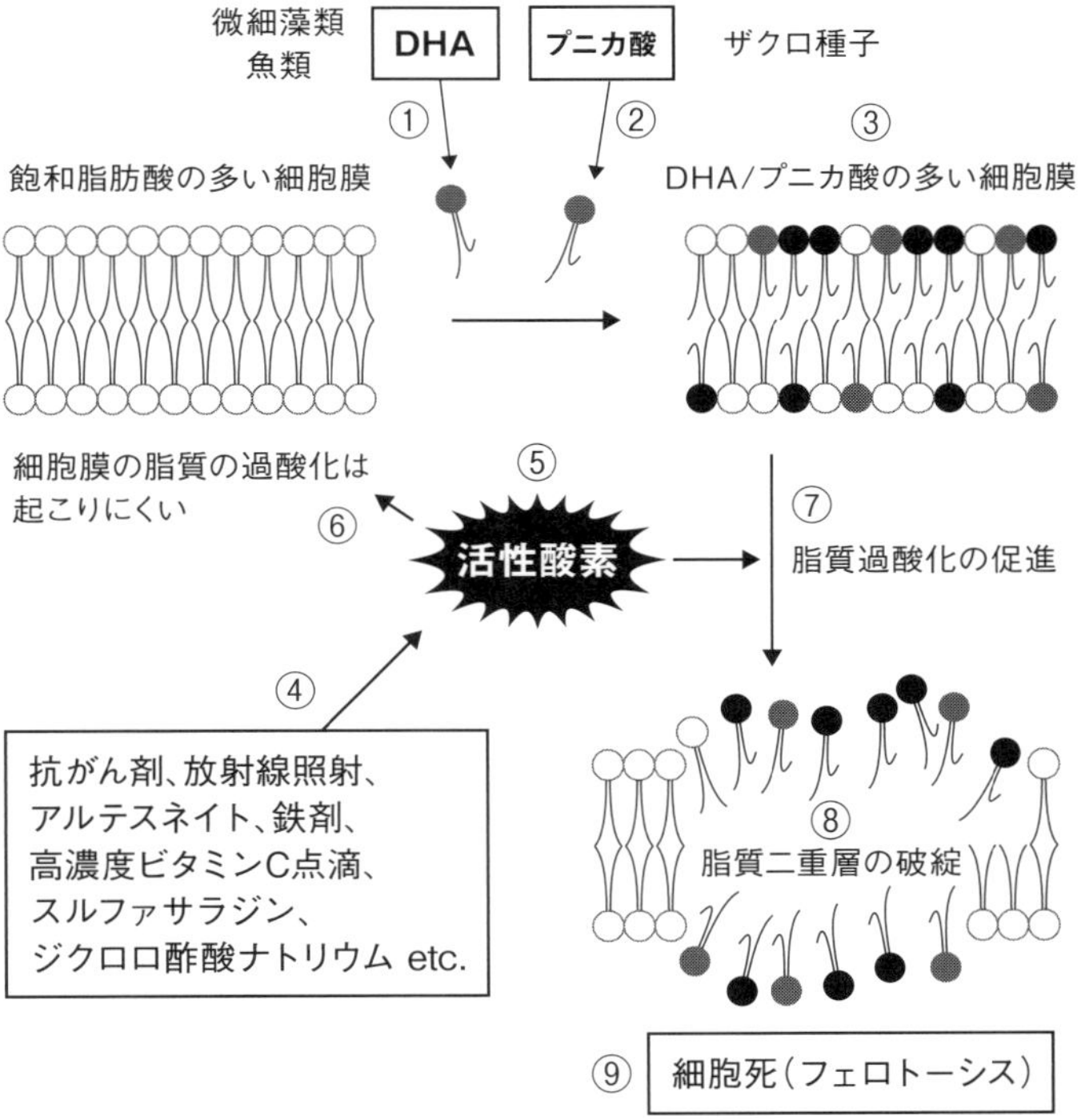

【図46】ドコサヘキサエン酸（DHA）は微細藻類や魚の油に多く含まれる（①）。共役リノレン酸のプニカ酸はザクロ種子油に多く含まれる（②）。食事からDHAとプニカ酸の摂取量を増やすと、がん細胞の細胞膜に多く取り込まれる（③）。抗がん剤、放射線照射、アルテスネイト、鉄剤、高濃度ビタミンC点滴、スルファサラジン、ジクロロ酢酸ナトリウム（④）は活性酸素の産生を高める（⑤）。飽和脂肪酸の多い細胞膜は脂質の過酸化が起こりにくい（⑥）。多価不飽和脂肪酸は酸化を受けやすいので、DHAとプニカ酸を多く取り込んだがん細胞内では活性酸素の産生が高まると脂質の過酸化によって細胞は酸化傷害を受け（⑦）、脂質二重層が破綻し（⑧）、フェロトーシスの機序で死滅する（⑨）。食事からのDHAとプニカ酸の摂取量を増やすと、がん細胞のフェロトーシスを増強できる。

【第10章】
高濃度ビタミンC点滴はがん細胞内で活性酸素を増やす

がん細胞内に高濃度のビタミンCを取り込ませると、ビタミンCが細胞内で過酸化水素を生成します。すると、その過酸化水素が2価鉄イオンと反応し、ヒドロキシルラジカルが生成され、強い酸化傷害が発生します。大量の活性酸素の発生はグルタチオンなどの抗酸化物質を消耗し、がん細胞の抗酸化力を低下させます。

本章では高濃度ビタミンC点滴がフェロトーシス誘導を増強する理由を解説します。

●高濃度のビタミンCは酸化剤として作用する

高濃度ビタミンC点滴は、1回に25〜100gという大量のビタミンCを1〜3時間かけて点滴する治療法です。がん細胞に取り込まれたビタミンCが過酸化水素（H_2O_2）を生成することで、DNAやミトコンドリアに酸化傷害によるダメージを与えて抗がん作用を発揮します。

ビタミンCはグルコースと構造が似ており、同じ糖輸送担体（グルコーストランスポーター）によって細胞内に入ります。正常細胞に比べて、がん細胞はグルコーストランスポーターの発現量が増えているので、がん細胞により多くのビタミンCが取り込まれます。

血中の濃度がmM（濃度の単位でミリモーラーと読む。mmol/L）レベルに上昇する高濃度のビタミンCは、抗酸化性ビタミンとしての働きではなく、酸化剤として作用します。この薬理学的濃度のビタミンCは過酸化水素を生成し、フェントン反応によって、ヒドロキシルラジカルのような活性酸素種を生成し、DNAを損傷するためです。フェントン反応とは、過酸化水素（H_2O_2）と2価の鉄イオン（Fe^{2+}）が反応して、非常に強力な酸化剤であるヒドロキシルラジカル（・OH）を生成する化学反応のことです。

高濃度のビタミンCによってがん細胞内で発生した過酸化水素とヒドロキシルラジカルがDNAにダメージを与えると、損傷したDNAを修復する「ポリADPリボース合成酵素（PARP）」が活性化されます。PARPはADPリボース単量体をNAD^+から切り出して、自身および他のタンパク質に付加します。これにより、損傷部位に修復タンパク質を集め、

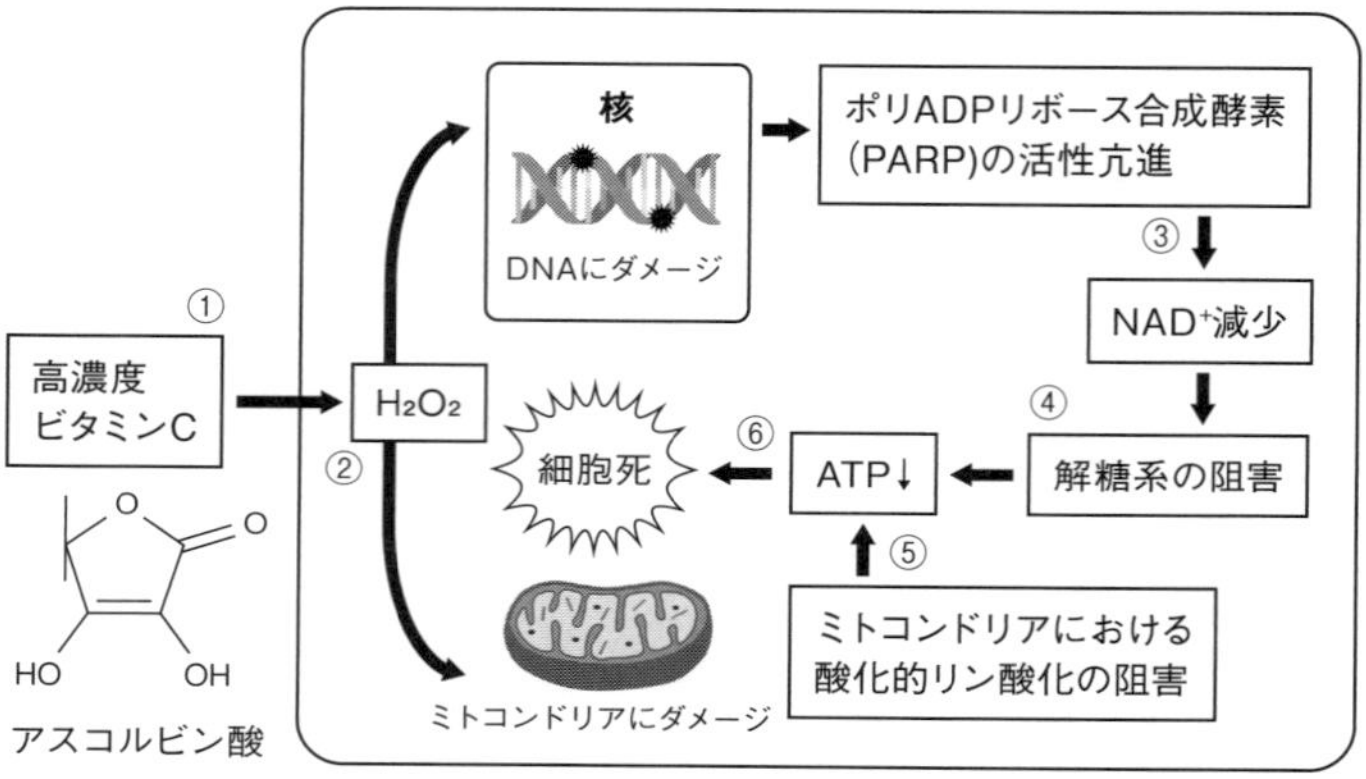

【図47】ビタミンC（アスコルビン酸）はグルコーストランスポーターを使って細胞内に取り込まれる（①）。取り込まれたビタミンCはがん細胞内で過酸化水素（H_2O_2）を発生させて、DNAとミトコンドリアにダメージを与える（②）。DNAのダメージはポリADPリボース合成酵素（PARP）の活性を亢進してNAD^+（ニコチンアミドアデニンジヌクレオチド）が減少し（③）、解糖系が阻害される（④）。ミトコンドリアのダメージは酸化的リン酸化でのATP産生を減少させる（⑤）。この結果、がん細胞内のATPが枯渇してがん細胞は死滅する（⑥）。

DNA修復プロセスを促進します。PARPの活性化によってNAD^+が枯渇すると、解糖系もTCA回路も進まなくなります。活性酸素はミトコンドリアにもダメージを与えます。これらの作用でATPが枯渇して、がん細胞が死滅することになります。この作用機序を図47にまとめています。

高濃度のビタミンC投与は正常細胞にはダメージを与えず、がん細胞が選択的にダメージを受けます。その理由の一つは、がん細胞はビタミンCを取り込むグルコーストランスポーターの発現量が正常細胞より多いためです。

その他に、高濃度ビタミンCが、がん細胞内のグルタチオンを枯渇して酸化ストレスを増強する機序が報告されています。

ビタミンCはナトリウム依存性ビタミンCトランスポーター(sodium-dependent vitamin C transporter、SVCT)かグルコース輸送体(GLUT)を介して細胞膜を通過します。SVCTはビタミンCをそのまま通過させますが、GLUT(おもにGLUT1とGLUT3)はビタミンCの酸化型のデヒドロアスコルビン酸を通過させます。デヒドロアスコルビン酸を通過させます。

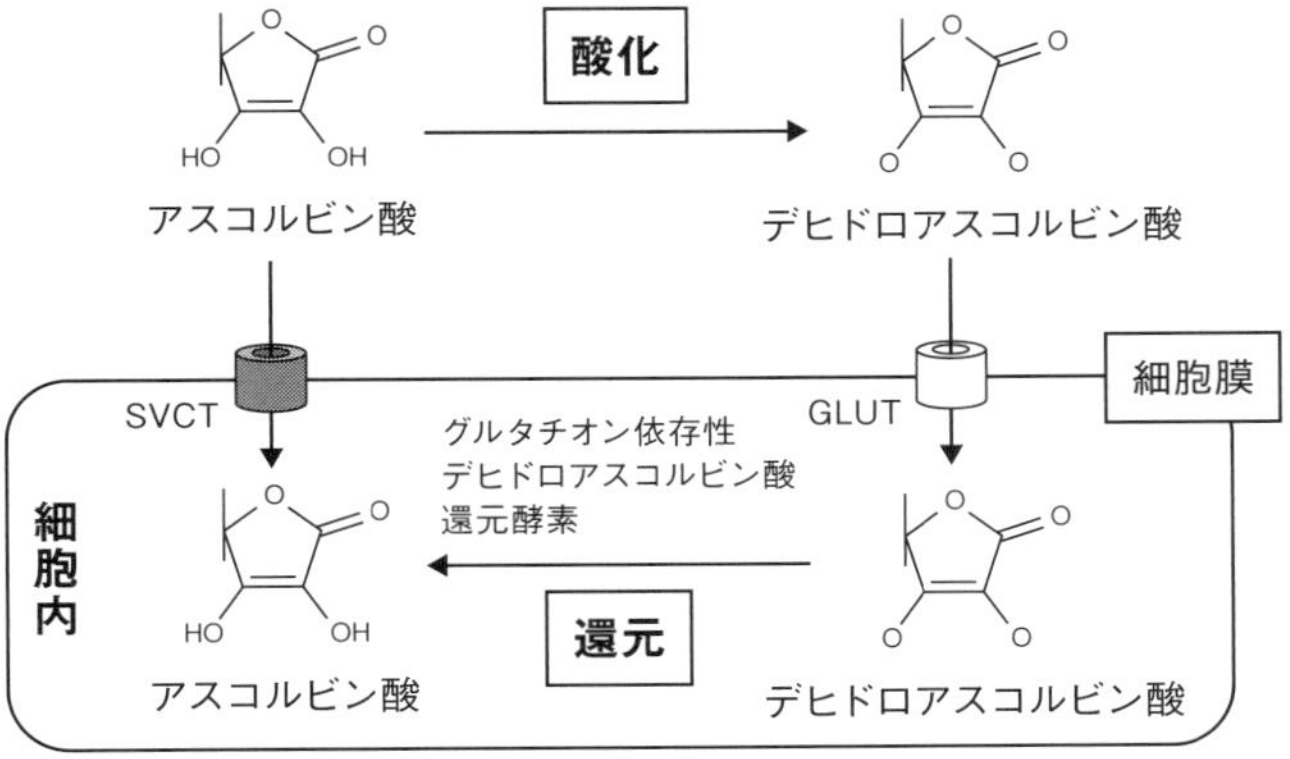

【図48】アスコルビン酸(ビタミンC)はナトリウム依存性ビタミンCトランスポーター(sodium-dependent vitamin C transporter；SVCT)を通って細胞内に入り、酸化型のデヒドロアスコルビン酸はグルコース輸送体(glucose transporter；GLUT)を通って細胞膜を通過する。細胞内でデヒドロアスコルビン酸はグルタチオン依存性のデヒドロアスコルビン酸還元酵素で還元されてアスコルビン酸に変換される。この過程でグルタチオンを消耗するので酸化ストレスが亢進する。

スコルビン酸は細胞内でグルタチオンやチオレドキシンやNADPHを使ってビタミンCに還元されます。したがって、デヒドロアスコルビン酸を多く取り込んだがん細胞は酸化ストレスが亢進することになります。（153ページ、図48）

高濃度ビタミンC点滴によるがん細胞における酸化ストレスの亢進は、解糖系酵素のグリセルアルデヒド3リン酸脱水素酵素（GAPDH）の活性を阻害することが報告されています。（巻末参考文献29）

高濃度ビタミンC点滴で細胞内に発生した活性酸素は、GAPDHの活性部位のシステイン（C152）を酸化して不活性化するというメカニズムが提唱されています。（図49）

以上から、高濃度ビタミンC点滴はがん細胞内の活性酸素の発生を高め、グルタチオンなどの抗酸化物質を消耗させ、グリセルアルデヒド3リン酸脱水素酵素を酸化させ、不活性化して解糖系を阻害します。さらに、DNAの酸化傷害が起こるとポリADPリボース合成酵素（PARP）が活性化されNAD$^+$が枯渇し、解糖系もTCA回路も進まなくなります。

正常細胞はグルコース輸送体（GLUT）の発現が少ないのでビタミンCの取り込みが少なく、過酸化水素を消去するカタラーゼの活性が高いので、高濃度ビタミンC点滴による細胞傷害は起こりにくいと考えられています。

高濃度ビタミンC点滴は、がん細胞内の酸化ストレスを高めるメカニズムでがん細胞を死

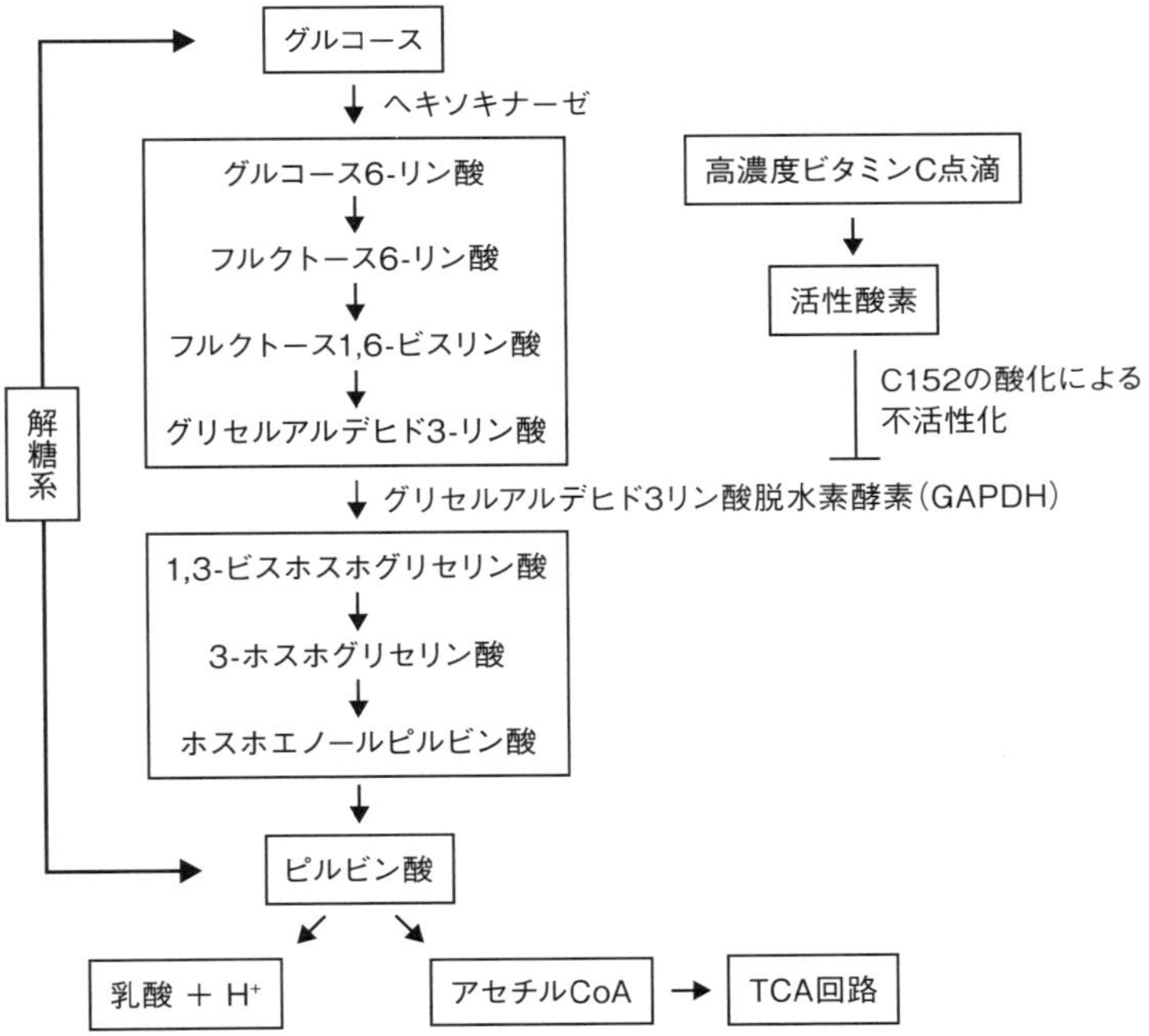

【図49】高濃度ビタミン C 点滴で細胞内に発生した活性酸素は、解糖系酵素のグリセルアルデヒド３リン酸脱水素酵素（GAPDH）の活性部位の152番目のシステイン（C152）を酸化して不活性化する。

減させる治療法です。高濃度ビタミンC点滴で治療中に抗酸化性のサプリメントを摂取している人がいますが、これは高濃度ビタミンC点滴の抗腫瘍効果を弱めるため、止めましょう。

●高濃度ビタミンC点滴はアルテスネイトのフェロトーシス誘導を増強する

フェロトーシスは細胞内の鉄に依存して活性酸素種が発生し、細胞膜の脂質の過酸化によって細胞膜が破綻して引き起こされる細胞死です。アルテスネイトは分子構造内のエンドペルオキシド・ブリッジが2価鉄イオン（Fe^{2+}）と反応して活性酸素を産生します。

高濃度ビタミンC点滴は、過酸化水素が2価鉄イオン（Fe^{2+}）と反応してヒドロキシルラジカルが発生して強い酸化傷害が発生します。したがって、高濃度ビタミンC点滴はアルテスネイトのフェロトーシス誘導を増強します。（図50）

がん細胞の酸化ストレスを高めるメトホルミン、ジスルフィラム、ジクロロ酢酸ナトリウム、アルテスネイトなどを併用すれば、高濃度ビタミンC点滴の抗腫瘍効果を高めることができます。

アルテスネイトや高濃度ビタミンC点滴、ジクロロ酢酸ナトリウムなどは、それぞれ単独では抗腫瘍効果が弱いのですが、これらを組み合せれば、がん細胞内の酸化ストレスを高め、フェロトーシスの機序でがん細胞を死滅させることができるのです。

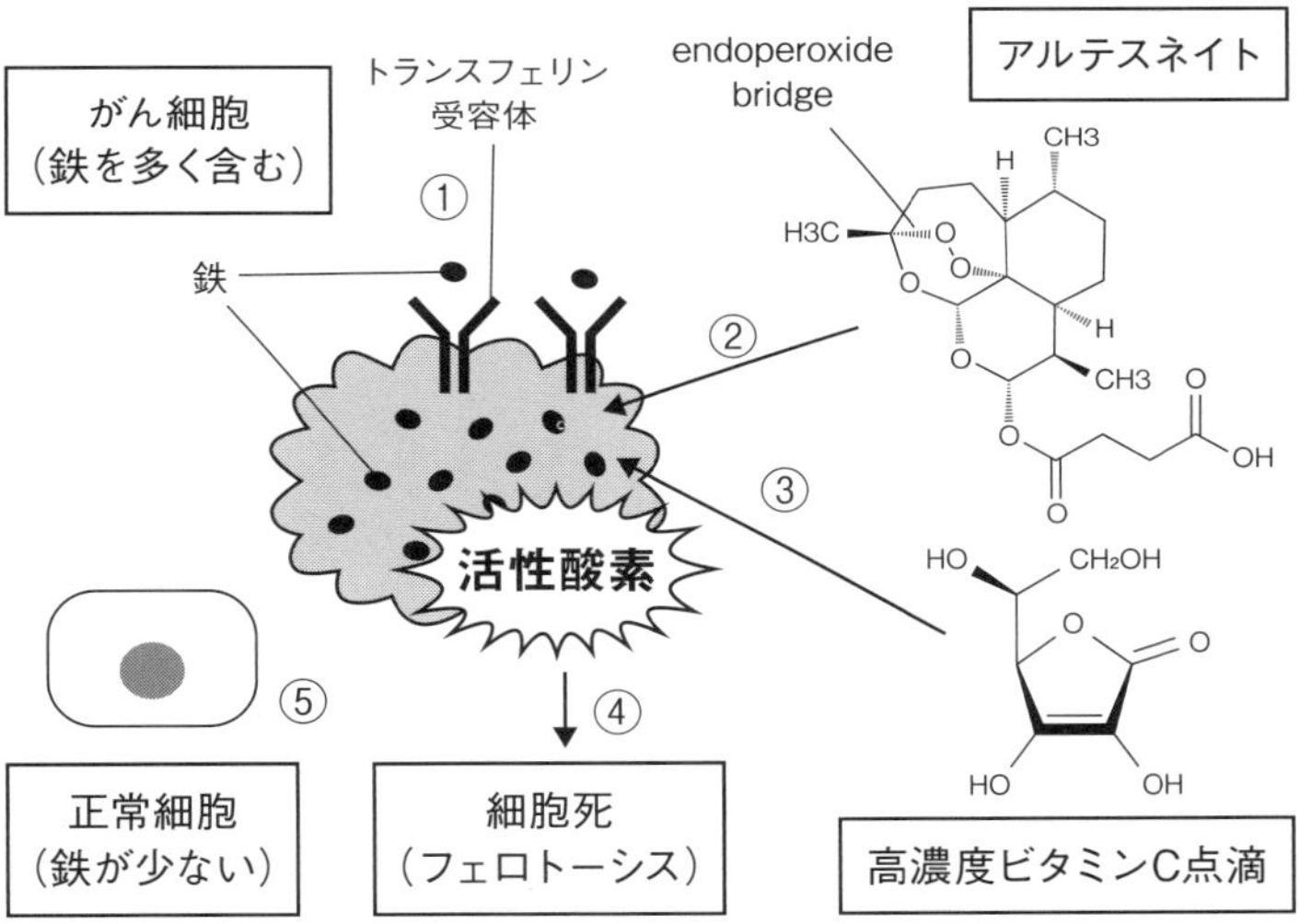

【図50】がん細胞はトランスフェリン受容体の発現が多く、細胞内に鉄を多く取り込んでいる（①）。アルテスネイトの分子内のエンドペルオキシド・ブリッジ（endoperoxide bridge）は、鉄イオンやヘムと反応してフリーラジカルを発生する（②）。高濃度のビタミンCはがん組織やがん細胞内において過酸化水素を発生し、過酸化水素は鉄イオンと反応して酸化作用の強いヒドロキシルラジカルを発生させる（③）。がん細胞内で多量に発生した活性酸素は、細胞膜や細胞内小器官の膜の脂質を酸化して傷害し、フェロトーシスによる細胞死を誘導する（④）。正常細胞は鉄の含有量が少ないのでアルテスネイトと高濃度ビタミンC点滴による酸化傷害を受けない（⑤）。この2つの治療法は相乗効果で、がん細胞に特異的に細胞傷害作用を発揮する。

【第11章】断酒薬ジスルフィラムは酸化ストレスを高める

アルコール中毒の治療薬として使用されているジスルフィラムは、さまざまなメカニズムで細胞内の酸化ストレスを高めます。異常タンパク質の分解を阻害して、小胞体ストレスを高める作用もあります。これらの作用は、フェロトーシスに対するがん細胞の抵抗力を弱めます。ジスルフィラムがフェロトーシス誘導を促進する理由を解説します。

●アルデヒド脱水素酵素はがん幹細胞に多く発現している

がん幹細胞の酸化ストレスを軽減する役割を担っているものに、アルデヒド脱水素酵素(aldehyde dehydrogenase：ＡＬＤＨ）というタンパク質があります。

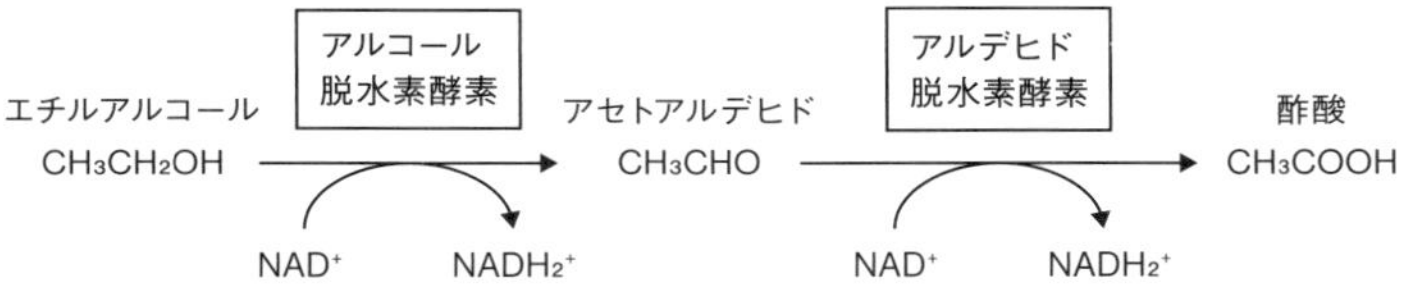

【図51】エチルアルコールはアルコール脱水素酵素でアセトアルデヒドに代謝され、アセトアルデヒドはアルデヒド脱水素酵素によって酢酸に代謝される。

飲酒するとエチルアルコール（エタノール）は、アルコール脱水素酵素でアセトアルデヒドに代謝されます。アセトアルデヒドは毒性が強く、細胞や組織にダメージを与え、二日酔いや発がんの原因になります。そこで体は、アルデヒド脱水素酵素によって、アセトアルデヒドを無害な酢酸に変換しています。（図51）

このＡＬＤＨは、がん幹細胞のマーカーに一つになっています。

がん幹細胞は、がん細胞のもとになる細胞であり、がん組織中に少数（数%程度）存在しています。抗がん剤治療や放射線治療に対して、成熟したがん細胞は死滅しやすいのですが、がん幹細胞はさまざまな機序で抵抗性を示します。ＡＬＤＨの発現が多いがんほど、がん細胞の増殖が速く、予後が悪いことが報告されています。

ＡＬＤＨは、内因性および外因性のアルデヒド性物質を解毒する役割を担っています。内因性のアルデヒドは、アミノ酸やアルコール、脂肪酸、ビタミンの代謝の過程で発生します。外来性のアルデヒドは環境中の成分や薬物（タバコの煙、自動車の排気ガス、細胞毒性のある医薬品など）などに由来します。アルデヒド脱水素酵素は、これらのアルデヒドを解毒する働きがあるのです。

ＡＬＤＨはがん幹細胞に多く発現し、がん幹細胞における自己複製、分化、細胞保護に関与しています。ＡＬＤＨの過剰発現および活性亢進は、乳がん、肺がん、食道がん、大腸がん、胃がんなど多くのがん種で、がん患者の予後不良と密接に関連しています。また、ＡＬＤＨの活性が高いがん細胞は、多くの抗がん剤や放射線照射に抵抗性になることが明らかになっています。

ＡＬＤＨは細胞内のアルデヒドを酸化することによって、がん細胞内の酸化ストレスを軽減しています。つまり、ＡＬＤＨを阻害するとがん細胞の酸化ストレスを亢進させ、増殖や転移を抑制でき、抗がん剤の効き目を高めることができるのです。

●ジスルフィラムはアルデヒド脱水素酵素を阻害する

ジスルフィラム（Disulfiram）は、加硫促進剤（ゴム製品の製造過程で使用される化学物質）や寄生虫疾患の治療薬（軟膏）など、さまざまな領域で利用されている汎用性の高い物質です。

ゴム処理労働者や疥癬《かいせん》患者が、アルコール飲料を飲んだあとに極めて強い有害反応を経験することが知られていました。その後、原因がゴム処理過程で使用する加硫促進剤や疥癬の治療薬に含まれるチウラム・ジスルフィド（thiuram disulfides）に曝露したことであることが判明しました。いまから70年以上前のことです。

この発見により、ジスルフィラムは断酒薬として有用であることがわかり、アルコール中毒の治療薬として認可され、60年以上前から処方薬として使用されています。アルコールを飲むと強い副作用が出ますが、飲酒しなければ極めて副作用の少ない薬です。

ジスルフィラムは、アルデヒド脱水素酵素の働きを抑制します。その結果、アセトアルデヒドの分解が阻害され、有害の症状が出て、アルコールを飲めなくするのです。ジスルフィラムはＡＬＤＨを不可逆的に阻害します。

ジスルフィラムを経口摂取すると、消化管内および血液内で1分子のジスルフィラムが2分子のジエチルジチオカルバミン酸（diethyldithiocarbamate）に速やかに変換されます。さらにジエチルジチオカルバミン酸は、ジエチルチオカルバミン酸メチルエステル・スルホキシド（diethylthiocarbamic acid methyl ester sulfoxide）に代謝されます。ジスルフィラムのこの代謝物は、ＡＬＤＨの酵素活性部位のスルフヒドリル基（-SH）と反応して、ＡＬＤＨの酵素活性を強力に阻害する作用があります。（162ページ、図52）

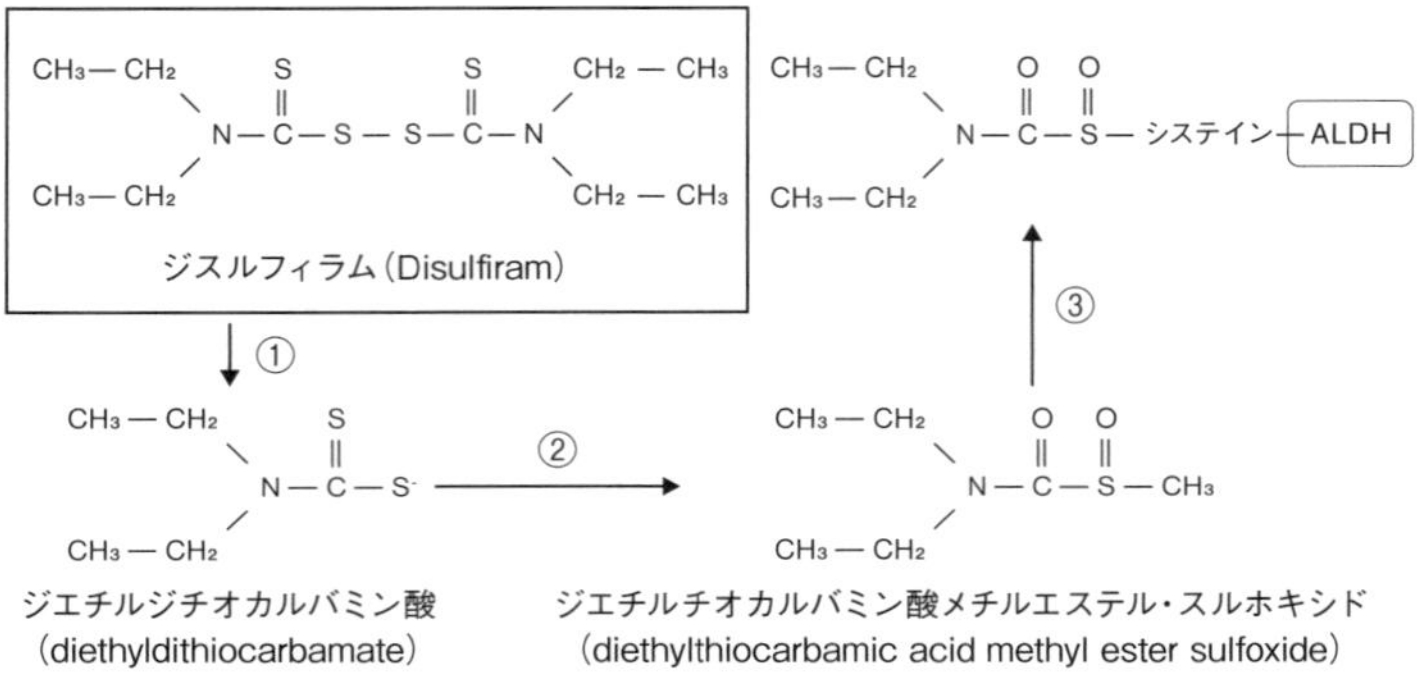

【図52】ジスルフィラムを経口摂取すると、消化管内および血液内で1分子のジスルフィラムは2分子のジエチルジチオカルバミン酸に変換される（①）。ジエチルジチオカルバミン酸は、さらにジエチルチオカルバミン酸メチルエステル・スルホキシドに代謝される（②）。ジエチルチオカルバミン酸メチルエステル・スルホキシドは、アルデヒド脱水素酵素（ALDH）の酵素活性部位のシステインのスルフヒドリル基（-SH）と反応してALDHに結合し、ALDHの酵素活性を阻害する（③）。

●ジスルフィラムはがん細胞の酸化ストレスを高める

ジスルフィラムの抗がん作用の研究は、１９７０年代頃から行われています。

がん幹細胞ではアルデヒド脱水素酵素は重要な働きをしており、この酵素を阻害するとがん細胞の抗がん剤感受性が亢進することが明らかになっています。

ジスルフィラムはタンパク質のシステインに反応して、タンパク質の働きを阻害する機序によって、アルデヒド脱水素酵素だけでなくプロテインキナーゼCやP糖タンパク質、

DNAメチルトランスフェラーゼなどさまざまながん促進性のタンパク質を阻害します。

ジスルフィラムの代謝物は、銅イオンや亜鉛イオンと複合体を形成するため、細胞内の重金属イオンの貯蔵量を減らします。その結果、スーパーオキシド・ディスムターゼ（酸化ストレスから細胞を保護する）やマトリックス・メタロプロテイナーゼ（がん細胞の浸潤や転移を促進する）のような亜鉛や銅を必要とする酵素の活性を阻害する作用があります。

ジスルフィラムの抗腫瘍効果は、2価重金属の存在下で強く表れます。がん細胞は正常細胞に比べて、細胞内にこのような2価の重金属（銅や亜鉛）が多く存在しているため、ジスルフィラムの毒性はがん細胞に強く出ます。

ジスルフィラムと銅イオンの複合体内における1価の銅イオンCu（I）と2価の銅イオンCu（II）の酸化還元サイクルは、グルタチオンの酸化と過酸化水素の産生を引き起こします。その結果、細胞内の酸化ストレスを高めることになります。（164ページ、図53）

●ジスルフィラムはプロテアソームを阻害する

ジスルフィラムはがん細胞の酸化ストレスを高めるだけでなく、タンパク質の分解も阻害します。タンパク質分解の阻害がフェロトーシス誘導を増強する理由を解説します。

プロテアソーム（Proteasome）は複数のサブユニットから成る酵素複合体で、細胞内で

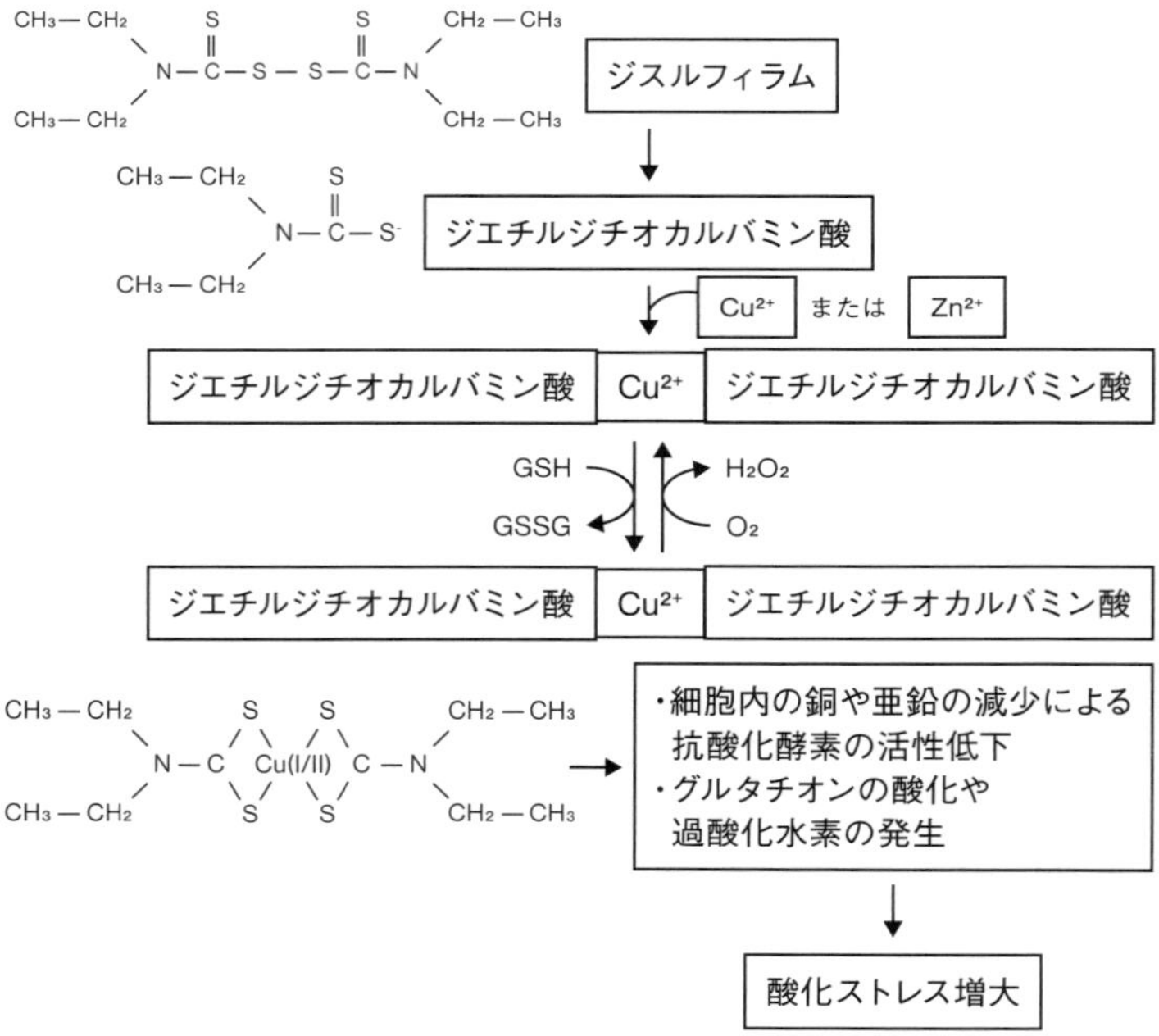

【図53】ジスルフィラムの代謝産物のジエチルジチオカルバミン酸は2価の重金属（銅や亜鉛）と複合体を形成する。その結果、細胞内の重金属イオンの貯蔵量を減らし、酵素活性に亜鉛や銅が必須の酵素の活性を阻害する。また、ジスルフィラムと銅イオンの複合体内における1価の銅イオン Cu(I) と2価の銅イオン Cu(II) の酸化還元サイクルは、グルタチオン（GSH）の酸化と過酸化水素（H_2O_2）の産生を引き起こして細胞内の酸化ストレスを高める。がん細胞内には正常細胞よりもこのような2価の重金属が多く存在するので、ジスルフィラムの毒性はがん細胞に強く出る。

不要になったタンパク質を分解する役割を担っています。細胞内のタンパク質は秩序だった分解を受けますが、これに関与する分解系がユビキチン依存性プロテアソーム系です。

プロテアソームで分解されるためには、標的タンパク質に特定の目印が付かなければなりませんが、この目印の代表がユビキチンです。ユビキチンはアミノ酸76個から成るポリペプチドで、標的タンパク質のリジン残基に結合します。ユビキチンは種を超えて極めて保存性の高いタンパク質です。

プロテアソームによるタンパク質分解は、細胞周期を遂行するうえで必須であるため、その働きを阻害するとがん細胞は細胞分裂ができなくなり死滅します。増殖や代謝の盛んな細胞ほど、プロテアソームによるタンパク質分解活性が高くなります。がん細胞もプロテアソームの発現が亢進しており、高いプロテアソーム活性を有することが知られています。プロテアソーム阻害剤として、ベルケード（一般名「ボルテゾミブ」）があります。ベルケードは、化学療法に抵抗性になった難治性の多発性骨髄腫の治療薬として認可されています。

細胞内でタンパク質を分解するユビキチン・プロテアソーム系の阻害は、がん治療のターゲットとして研究されています。プロテアソームの阻害作用を有する薬剤の大規模スクリーニングの結果、ジスルフィラムがプロテアソーム阻害活性を有することが明らかになっています。（巻末参考文献30）

その作用機序として、ジスルフィラムがｐ97セグレガーゼのアダプターＮＰＬ４に作用することで、ユビキチン・プロテアソーム系でのタンパク質分解過程を阻害し、がん細胞を死滅させるというメカニズムが報告されています。（巻末参考文献31）

ｐ97は、タンパク質の分解を行っているユビキチン・プロテアソーム系で重要なタンパク質です。ｐ97はユビキチン化されたタンパク質を、そのタンパク質と結合している他のタンパク質から引き離す働きをしています。ジスルフィラムはｐ97のアダプターのＮＰＬ４に作用してｐ97の働きを阻害し、ユビキチン・プロテアソーム系でのタンパク質の分解を抑制することによって、抗がん作用を発揮するというメカニズムです。

ジスルフィラムは多くの物質に作用するので、ｐ97のアダプターのＮＰＬ４もターゲットの一つと考えられます。前述のようにジスルフィラムはアルデヒド脱水素酵素も阻害します。その他にもターゲット分子が知られています。

●ジスルフィラムは小胞体ストレスと酸化ストレスを亢進する

小胞体ストレスとは、正常な高次構造にフォールディング（折り畳み）されなかったタンパク質（変性タンパク質）が小胞体に蓄積し、それにより細胞への悪影響（ストレス）が生じることです。小胞体ストレスは細胞の正常な生理機能を妨げるため、細胞にはその障害を回避し恒常性を維持する仕組みが備わっています。この小胞体ストレスに対する細胞の反応を小胞体ストレス応答といいますが、変性タンパク質が過剰に蓄積し、小胞体ストレスの強さが細胞の回避機能の能力を超えると細胞死が誘導されます。ジスルフィラムは小胞体ストレスを亢進して、がん細胞の細胞死を誘導する作用が指摘されています。（巻末参考文献32）

ジスルフィラムはプロテアソームでのタンパク分解を阻害し、さらに活性酸素の産生を増やします。酸化ストレスはさらに変異タンパク質を増やします。したがって、酸化ストレスと小胞体ストレスの両方を増大させて細胞死を促進するというメカニズムです。（168ページ、図54）

オメガ3系不飽和脂肪酸のドコサヘキサエン酸（ＤＨＡ）は、ジスルフィラムの抗がん作用を増強するという報告もあります。培養がん細胞を使った実験と移植腫瘍を使った動物実験の両方で、ジスルフィラムおよびＤＨＡの単独使用と同時投与したケースを比較すると、同時使用の方ががん細胞の増殖をより抑制し、細胞死を誘導しました。この相乗効果は、ＤＨＡの酸化ストレス亢進をジスルフィラムが増強するためと考えられています。（文献33）

同様に、酸化ストレスを高めてがん細胞を死滅する治療法（抗がん剤、放射線治療、アルテスネイト、２‐デオキシ‐Ｄ‐グルコース、メトホルミンなど）にジスルフィラムを併用すると、細胞死誘導効果を増強できます。

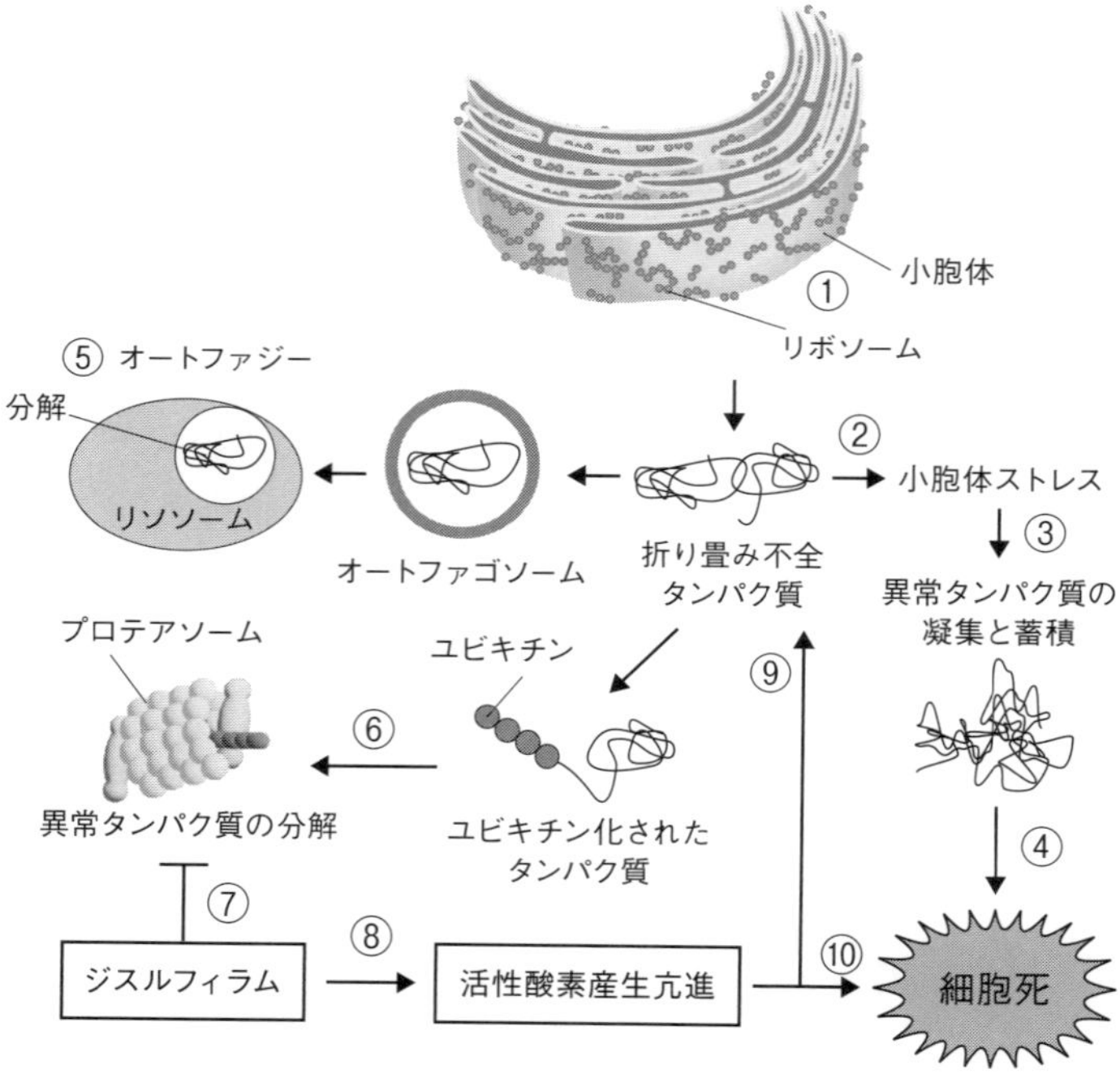

【図54】リボソームで合成されたタンパク質は小胞体で折り畳みや翻訳後修飾を受けて正常な機能を持ったタンパク質になる（①）。小胞体内で折り畳み不全のタンパク質が増えると小胞体ストレスを引き起こし（②）、異常タンパク質の凝集と蓄積が増えると（③）、細胞死が起こる（④）。細胞はオートファジー（⑤）とユビキチン・プロテアソーム系（⑥）で異常タンパク質を分解することによって小胞体ストレスを軽減する。ジスルフィラムはプロテアソームでのタンパク分解を阻害する（⑦）。さらに、ジスルフィラムは活性酸素の産生を増やし（⑧）、酸化ストレスを亢進して変異タンパク質を増やし（⑨）、さらに細胞死を促進する（⑩）。

●ジスルフィラム服用時の注意

ジスルフィラム服用中は、飲酒できません。奈良漬けのようなアルコールの入った食品も食べられません。ジスルフィラムはアルデヒド脱水素酵素を阻害して、肝臓におけるエタノール代謝を抑制し、悪酔いの原因となるアセトアルデヒドを体内に蓄積させます。アルコールに対する感受性は、ジスルフィラム服用後少なくとも14日間は持続します。つまり、ジスルフィラムの服用を中止して2週間以上経過しないとアルコールは摂取できないということになります。

抗がん剤のパクリタキセルは、溶解剤としてエタノールを用いていますので、パクリタキセル治療中はジスルフィラムは使用できません。他にもアルコールで溶解する抗がん剤があるので、点滴による抗がん剤治療を受けているときには、溶解剤などとしてエタノールを使用していないことを確認する必要があります。アルコールを使用した抗がん剤を使用する場合は、ジスルフィラムを2週間以上中止してからになります。将来的に使用する可能性がある抗がん剤についても考慮する必要があります。

アルコールを摂取しなければ、ジスルフィラムは極めて安全性の高い薬です。確実な抗がん作用があり、がんの代替療法として試してみる価値は高いといえます。

【第12章】ミトコンドリア・リボソームの阻害は酸化ストレスを高める

ミトコンドリアは、太古の昔に細菌が原始真核細胞に寄生することで誕生しました。抗生物質のドキシサイクリンとアジスロマイシンは、細菌のリボソームの働きを阻害して抗菌作用を発揮します。細菌のリボソームとミトコンドリアのリボソームは相同性が高いため、これらの抗生物質はミトコンドリアの働きを阻害し、ATP産生を低下させ、活性酸素種の産生量を高めます。

ミトコンドリア・リボソームの阻害がフェロトーシス誘導を促進する理由を解説します。

●ミトコンドリアは元は細菌だった

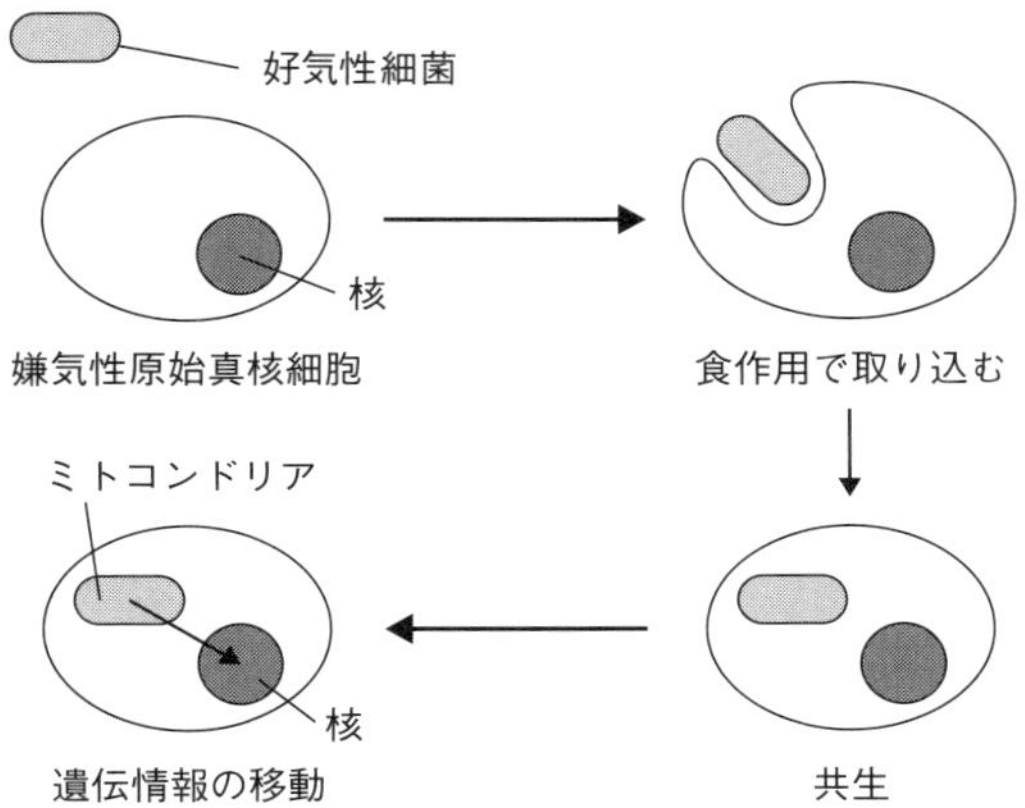

【図55】嫌気性（酸素を使わない）の原始真核細胞に好気性細菌のαプロテオバクテリアが食作用で取り込まれて共生するようになりミトコンドリアになった。αプロテオバクテリアに存在していた遺伝子の多くは真核細胞の核内に移動し、ミトコンドリアのタンパク質の多くは核の遺伝情報によって作られるようになった。

ミトコンドリアは赤血球以外のすべての細胞に存在する細胞小器官です。1個の細胞あたり平均で300〜400個のミトコンドリアが存在します。肝臓や腎臓、筋肉、脳など代謝が活発な細胞には数千個のミトコンドリアが存在し、細胞質の40％程度を占めています。体内のミトコンドリアは、全部合わせると体重の約10％を占めるともいわれています。

真核細胞のミトコンドリアは、好気性細菌のαプロテオバクテリアが原始真核細胞に寄生してできました。まだ酸素がない太古の地球に生きていた生物は、解糖系のみでエネルギーを得ていました。ところが、海中に発生した藻類が光合成によって吐き出す酸素が大気中に増えていくと、酸素のない環境で生きていた生物は酸化力の強い酸素に触れることでダメージを受けるようになります。そのため、この時期には原始真核生物の多くが絶滅し、あるいは酸素の影響を受けることのない深海などに移動していきました。

そのような状況で誕生したのが、酸素を使ってATPを生成する好気性細菌です。そして、約20億年前に好気性細菌のα-プロテオバクテリアが原始真核細胞に寄生して、ミトコンドリアになったと考えられています。（171ページ、図55）

好気性細菌は生体にダメージを与える酸素をグルコース（ブドウ糖）に結合させ、二酸化炭素と水に分解し、さらにその過程でATPを大量に生成することができます。この細胞内共生によって、酸素が豊富な環境で生物が急速に進化することになります。つまり、原始真核生物は、酸素を利用できるα-プロテオバクテリアを細胞内に取り込んで共生することによって、酸素分圧の高い環境で生きていけるようになったのです。

このように、ミトコンドリアはかつて細菌であったため、見かけは細菌に似ています。直径は1ミクロン（1ミクロンは1000分の1ミリ）以下で、長さは1〜4ミクロン程度で、俵型やいも虫様の立体構造をしています。ミトコンドリアは2枚の膜（内膜と外膜）によって細胞質から隔てられ、内膜は複雑に入り組んで「クリステ」という無数の襞《ひだ》や管を形成し

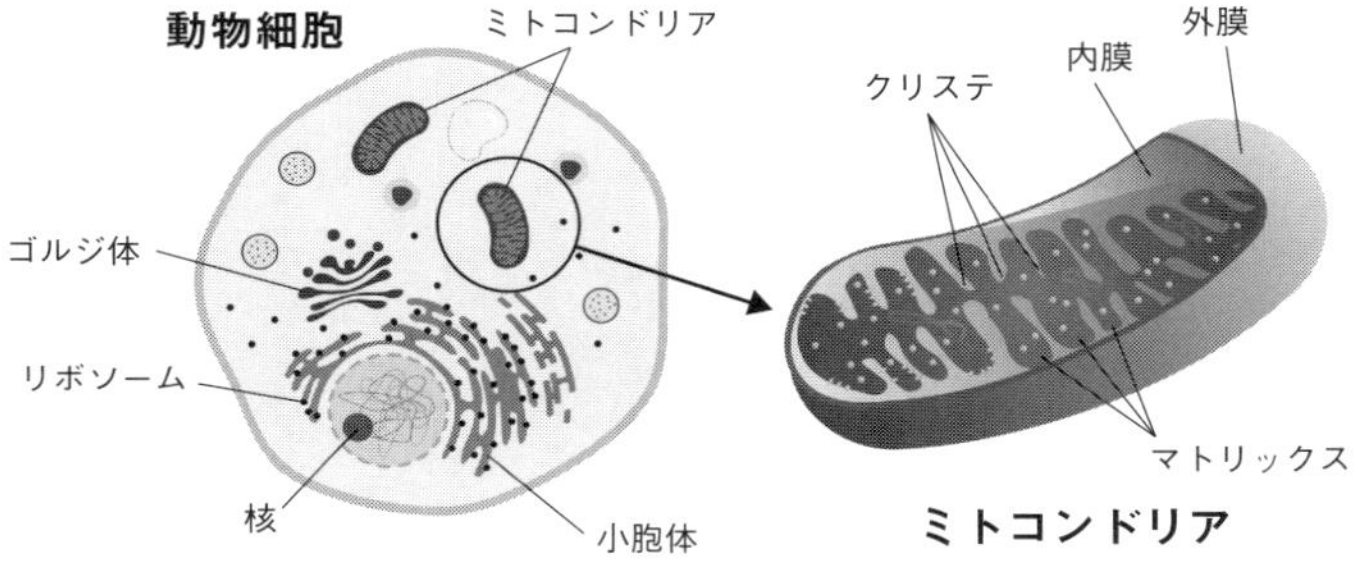

【図 56】細胞内には機能を分担するためにさまざまな小器官が存在する。ミトコンドリアは酸素を使ってグルコースや脂肪酸やアミノ酸を燃焼して ATP を産生する働きや、物質代謝やアポトーシスの制御など多彩な機能を担っている。マトリックスには TCA 回路に関わる酵素やミトコンドリア独自の DNA やタンパク質合成のためにリボソームが存在する。

ています。内膜が襞上にくびれているのは、表面積を増やすためで、この内膜でＡＴＰの産生が行われています。

内膜上には、電子伝達系やＡＴＰ合成にかかわる酵素群などが一定の配置で並んでいます。マトリックスには、ＴＣＡ回路に関わる酵素やミトコンドリア独自のＤＮＡなどが含まれています。タンパク質合成のためにリボソームも持っていて、ミトコンドリア内でタンパク質合成もできます。そして、ミトコンドリア自身が増殖もします。（図56）

●タンパク質はリボソームで作られる

タンパク質を作る遺伝子情報はＤＮＡに並ぶ塩基配列によって保存されています。

細胞核内のDNAが転写されてメッセンジャーRNA（mRNA）となり、リボソームで20種類のアミノ酸からなるタンパク質へと翻訳されます。タンパク質はアミノ酸が複数結合した直鎖状の分子です。リボソームで作られたタンパク質は、小胞体で特定の立体構造に折り畳まれて機能を発揮するようになります。

リボソームはタンパク質を作る細胞構造です。細胞質内に浮遊しているか、小胞体に付着しています。細胞内に自由に浮遊しているリボソームは、細胞内で利用されるタンパク質を合成しています。小胞体に付着しているリボソームは、細胞内または細胞外で使用されるタンパク質の合成を行います。リボソームが付着した小胞体を、粗面小胞体といいます。

リボソームで作られた膜タンパク質や分泌タンパク質は、小胞体内やゴルジ体で「タンパク質の折り畳み」や、「糖鎖の結合」などタンパク質の翻訳後修飾を受けて正しい機能を発揮できるタンパク質として完成します。

リボソームは、メッセンジャーRNA、トランスファーRNA（tRNA）、および複数の翻訳因子と協調してタンパク質合成のプロセスを調整する、非常に複雑な高分子構造です。大きなサブユニットと小さなサブユニットの2つが結合した構造です。大サブユニットはアミノ酸間にペプチド結合を形成するペプチジルトランスフェラーゼ反応の触媒作用に関与し、小サブユニットはmRNAの結合と解読のプラットフォームを提供します。（図57）

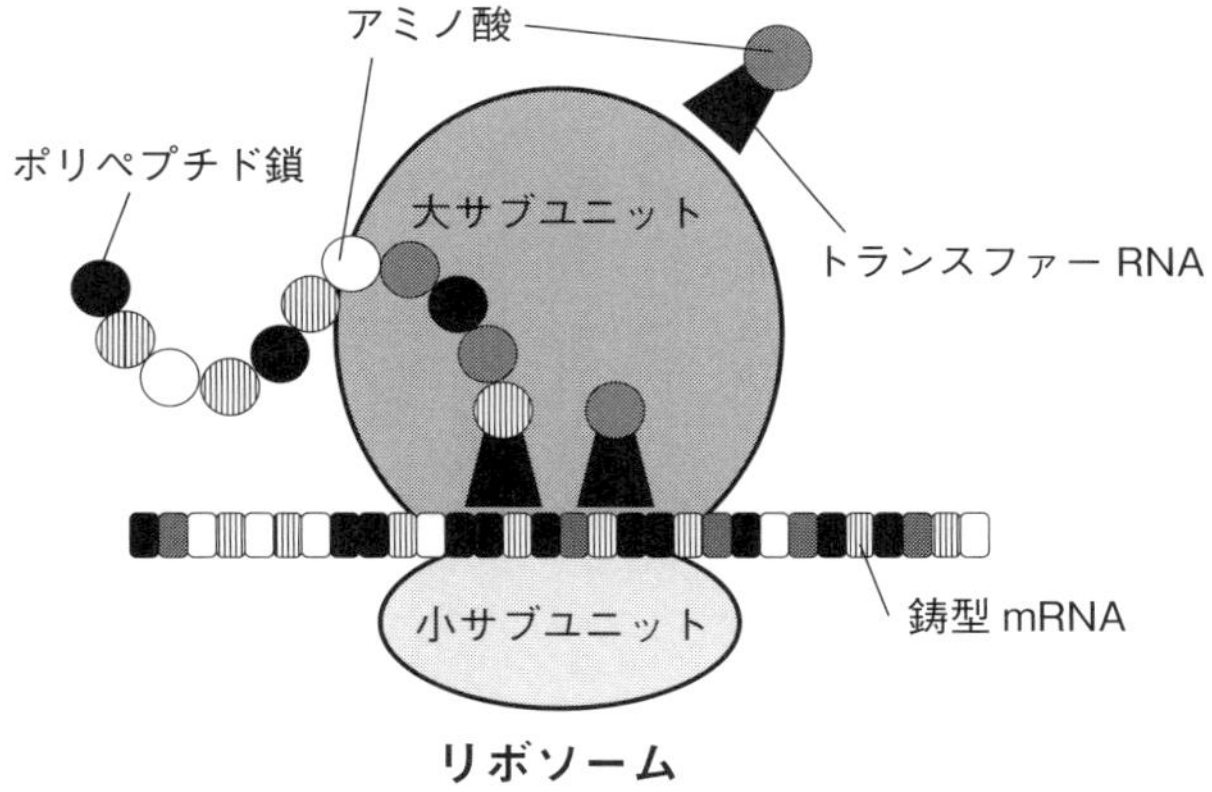

【図57】リボソームは大きなサブユニットと小さいサブユニットが結合した構造をしている。リボソーム内では、mRNAに転写された遺伝情報に従い、トランスファーRNA（tRNA）が対応するアミノ酸を連結することでタンパク質を合成する。mRNAのコドン（3文字の塩基配列）が一つのアミノ酸の種類を決定する。

タンパク質の大きさは分子量で比較します。一方、リボソームのような複雑で大きい細胞内分子の大きさの比較は「沈降係数（S値）」が用いられます。沈降係数とは単位加速度あたりの沈降速度で、超遠心機を開発したテオドール・スベドベリ（Theodor Svedberg）にちなむ単位です。より大きな粒子はより速く沈降し、より大きな沈降係数を有します。

その構造物が複数のサブユニットから構成される場合、沈降係数は相加的ではありません。粒子の質量あるいは体積にのみ依存するわけではなく、2つの粒子が互いに結合している時は表面積の損失が必然的に起こるために、

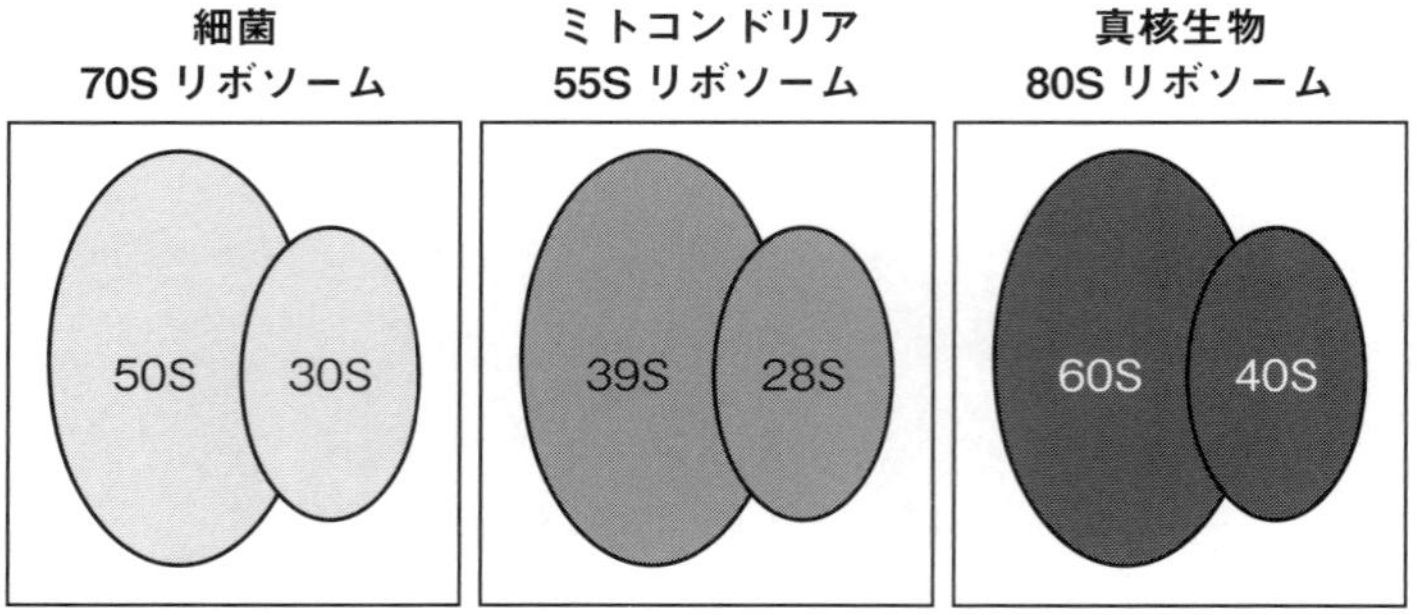

【図58】リボソームは大小2種類のサブユニットから構成され、真核生物は40S サブユニットと60S サブユニットから構成される80S リボソームを持っている。細菌（原核生物）は少し小さく、30S サブユニットと50S サブユニットから構成される70S リボソームを持っている。真核生物のミトコンドリアは。細菌由来の細胞内小器官で、ミトコンドリア固有のリボソームは28S と39S の2つのサブユニットから構成される55S リボソームを持っている。

結合粒子の沈降係数は、個々の粒子の個別に測定されたスベドベリ値の和にはなりません。

リボソームはほとんどの場合、それらの沈降係数によって同定されます。たとえば、細菌由来の70Sリボソームは、実際に70スベドベリの沈降係数を有しています。一方、70Sリボソームは、50Sサブユニットと30Sとサブユニットから構成されており、サブユニットのスベドベリ値の合算よりも小さくなります。

私たち人類やその他の動物、植物、菌類などの真核細胞にあるリボソームは、細菌や古細菌のものより大きく80Sリボソームと呼ばれています。こちらは、小さい方の40Sサブユニットと大きい方の

60Sサブユニットで構成されています。
私たちの細胞にあるミトコンドリアは、細胞本体が持つものより小さい55Sリボソームを持っていて、細胞質にあるものとは別々に作られます。（図58）
ヒトなどの真核生物と細菌ではリボソームの構造が異なるため、細菌のリボソームにのみ作用する特異的な阻害剤は、病原細菌に対する毒性は高い一方で、ヒトに対する毒性が低い抗生物質になります。そのような抗生物質としてアミノグリコシド系化合物（ストレプトマイシン、ネオマイシン、カナマイシン）やテトラサイクリン、クロラムフェニコール、マクロライド系化合物などがあります。このような抗生物質はミトコンドリアの働きを阻害する目的で使用することもできます。

●ミトコンドリアのタンパク質の一部はミトコンドリアで合成される

嫌気性原始真核細胞と好気性細菌のα-プロテオバクテリアが共生を始めた初期の段階で、α-プロテオバクテリアのDNAの大半は核に移行し、ゲノムDNAに組み込まれました。しかし、ミトコンドリア固有の遺伝子の一部は、ミトコンドリア内のDNAに存在しています。

ミトコンドリアDNAは、1万6569bpの環状の分子で、37個の遺伝子が存在しています。その中には、22個のトランスファーRNA（tRNA）と2個のリボソームRNA（rRNA）

の遺伝子と、酸化的リン酸化に関与するタンパク複合体の85種類のサブユニットのうち13種類のタンパク質を作成する遺伝子が存在します。

ミトコンドリアのタンパク質の大半は、核内ＤＮＡにコードされています。ＤＮＡがコードしているとは、ＤＮＡの塩基配列が特定のアミノ酸の配列を指定し、それに基づいてタンパク質が合成されることです。

生物の遺伝情報はＤＮＡに保存されており、ＤＮＡの4種類の塩基（アデニン、グアニン、シトシン、チミン）が特定の順序で並ぶことによって、タンパク質を構成するアミノ酸の順序が決定されます。この3種類の塩基の組み合わせ（トリプレット）はコドンと呼ばれ、一つのアミノ酸を指定するコードとして機能します。

核内ＤＮＡにコードされているタンパク質は、細胞質で合成された後、ミトコンドリア外膜と内膜を通過してミトコンドリア内部に輸送されてきます。

ミトコンドリアＤＮＡにコードされているミトコンドリア・タンパク質は、核内ＤＮＡにコードされているものと比較すると、その種類は少数です。しかし、ミトコンドリアでのタンパク質合成が阻害されると、酸素呼吸（酸化的リン酸化）ができなくなり、ミトコンドリアでのエネルギー産生が阻害されます。

ミトコンドリアのリボソームのrRNA成分は、ミトコンドリアＤＮＡによってコードされます。一方、ミトコンドリアのリボソームタンパク質および翻訳に必要なすべてのタンパク質は、核遺伝子によってコードされ、細胞質のリボソームにより合成されてミトコンドリアに輸送されます。

ミトコンドリアのタンパク質合成は、すべての哺乳類にとって不可欠であり、酸化的リン酸化複合体の重要な成分を提供する役割を担っています。たった13種類のポリペプチドしか作られていませんが、ミトコンドリアでのタンパク質合成が阻害されると細胞は生きていけません。

ミトコンドリアは、核とは別に独自のDNA（mtDNA）を有しており、このmtDNAにコードされたタンパク質を合成するための、独自のタンパク質合成系をもっています。ミトコンドリアのタンパク質合成系の仕組みは、その成り立ちから原則的には原核細胞（細菌）のものに類似しています。つまり、哺乳類のミトコンドリア・リボソーム（55S）は、細胞質リボソーム（80S）より細菌リボソーム（70S）に近いといえます。したがって、細菌リボソームを阻害する抗生物質は、ミトコンドリアの働きを阻害する作用があります。

●ドキシサイクリンとアジスロマイシンはミトコンドリアのATP産生を阻害する

ドキシサイクリンは、テトラサイクリン誘導体の抗生物質です。テトラサイクリンの有効性と安定性を改善した医薬品で、1960年代後半に米国食品医薬品局（FDA）によって承認されています。グラム陽性とグラム陰性の両方の細菌に効くため、にきびの治療に使われています。

テトラサイクリンは、細菌のリボソームの30Sサブユニットに結合して、細菌のタンパク合成を阻害します。この細菌の30Sリボソーム・サブユニットは、ミトコンドリアの28Sリボソーム・サブユニットと相同性があるため、ミトコンドリアのタンパク質合成を阻害する作用もあります。

実際にドキシサイクリンが、がん細胞のミトコンドリアの働きを阻害することによって、がん細胞の増殖や腫瘍形成能を抑制する作用が多数報告されています。たとえば、ドキシサイクリンは、ミトコンドリアの機能異常と酸化傷害を引き起こして、膠芽腫《こうがしゅ》（グリオブラストーマ）の抗がん剤に対する感受性を亢進することが報告されています。（巻末参考文献34）

この実験では、ドキシサイクリンはミトコンドリアのATP産生を低下させ、ミトコンドリアの活性酸素種の産生量を高め、細胞内のタンパク質と脂質の過酸化を増加させました。これは、ドキシサイクリンが、ミトコンドリアにおけるエネルギー産生を破綻させ、酸化ストレスを高めることで細胞を酸化傷害し、グリオブラストーマ細胞を死滅させることを示しています。

また、ドキシサイクリンが、乳がん幹細胞の幹細胞特性の維持と上皮‐間葉移行（上皮細胞が線維芽細胞のような間葉系細胞の性質を獲得して、周囲組織への浸潤性が高まること）を阻止する作用が報告されています。そのメカニズムとして、ミトコンドリアの働きを阻害する作用を指摘しています。（巻末参考文献35）

ミトコンドリアはエネルギー（ATP）産生だけでなく、細胞内カルシウムの恒常性維持、アポトーシス制御、細胞内シグナル伝達系など、多くの機能において重要な働きを担っています。ミトコンドリアが破綻して機能が阻害されると、がん細胞は生存できなくなります。

アジスロマイシンは、マクロライド系の抗生物質で、細菌の50Sリボソームに結合してmRNAからタンパク質への合成を阻害します。細菌の50Sリボソームは、ミトコンドリアの39Sリボソームと相同性が高いので、ミトコンドリアのタンパク質合成を阻害することができるのです。（182ページ、図59）

●がんを感染症のように治療する

ミトコンドリアのリボソームの小サブユニットを阻害するドキシサイクリンと、大サブユニットを阻害するアジスロマイシンとの2種類の抗生物質とビタミンCを併用すると、極めて低用量でがん幹細胞を根絶できることが報告されています。（巻末参考文献36）

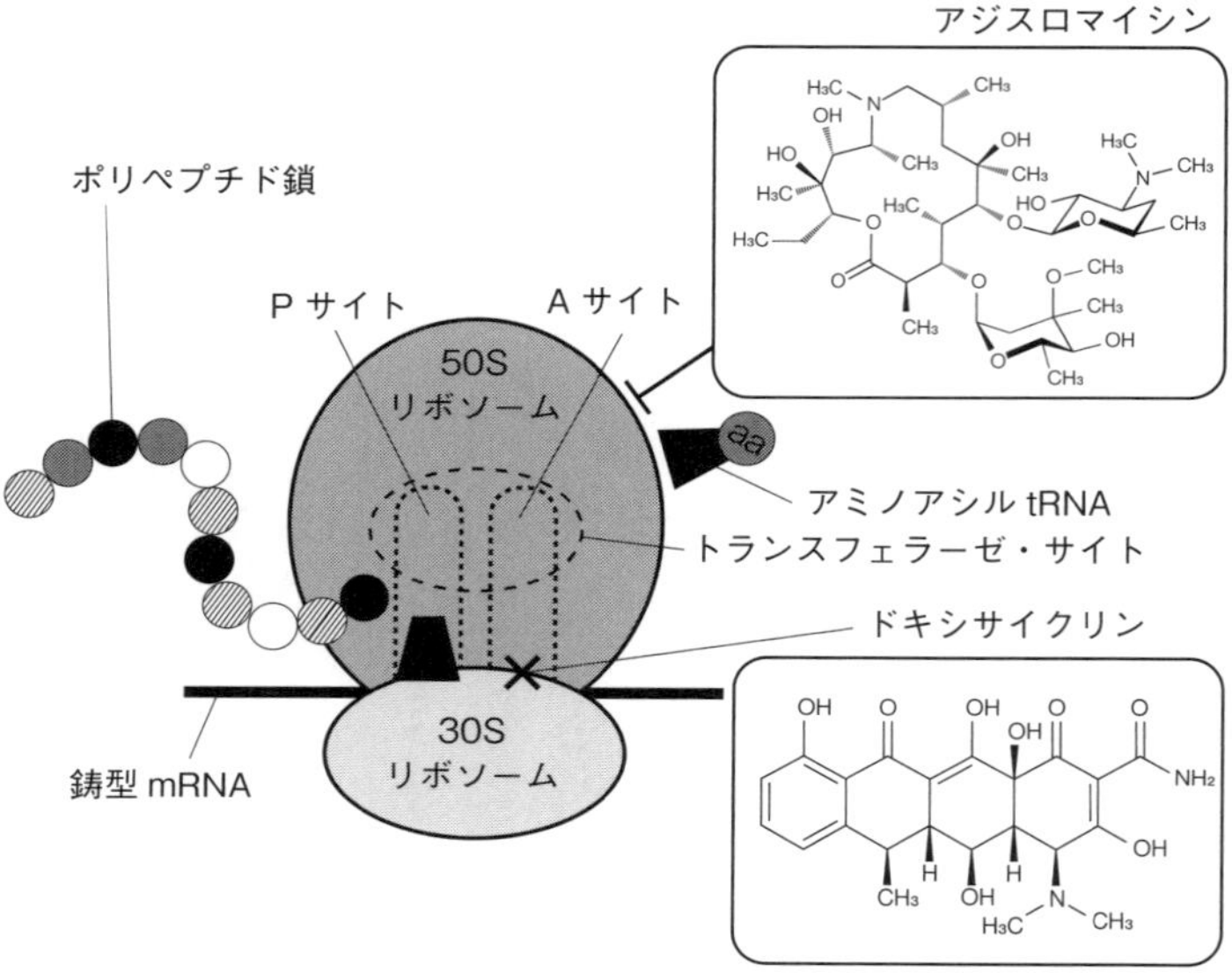

【図59】リボソームはmRNAの遺伝情報を読み取って、アミノ酸を結合してタンパク質（ポリペプチド鎖）を合成する。リボソームは大小2種類のサブユニットから構成され、細菌のリボソームは30Sサブユニットと50Sサブユニットの2つから構成される。ドキシサイクリンは細菌のリボソームの30Sサブユニットに結合してポリペプチド鎖へのアミノ酸の結合を阻害して、細菌のタンパク合成を抑制する。アジスロマイシンは50Sリボソームに作用してタンパク質合成を阻害する。ミトコンドリアは細菌に由来するため、細菌のリボソームの30Sサブユニットと50Sサブユニットは、それぞれミトコンドリア・リボソームの28Sサブユニットと39Sサブユニットと相同性が高いが、人間の細胞質内のリボソームとは相当性が低い。ドキシサイクリンとアジスロマイシンはミトコンドリアのタンパク質合成を阻害する作用もあり、この作用によってミトコンドリア機能を抑制する。

乳がん細胞株を使用した実験で、ドキシサイクリン（1μM）とアジスロマイシン（1μM）の組み合わせで治療すると、がん幹細胞の増殖が90％以上阻害されました。ビタミンC（250μM）の組み合わせで治療すると、がん幹細胞の増殖が90％以上阻害されました。ビタミンCは穏やかな酸化促進剤として働き、フリーラジカルを生成し、ミトコンドリアの新生（増生）を誘導します。この状態でミトコンドリアのリボソームのタンパク合成を阻害するとエネルギー（ATP）産生が阻害され、がん幹細胞が死滅するというメカニズムです。

ここで使用される抗生物質の濃度は、抗菌目的で使用されるドキシサイクリンおよびアジスロマイシンの濃度より低いので、抗生物質耐性菌出現に関連する潜在的な問題を回避できます。

臨床試験も行われており、ドキシサイクリンが早期乳がん患者のがん幹細胞を効果的に減少させる結果が報告されています。この臨床試験では、ドキシサイクリンは、手術前の14日間、200㎎の1日量で経口投与されました。15人の患者のうち6人が対照（治療なし）で、9人がドキシサイクリンで治療されました。

ホルマリン固定パラフィン包埋サンプルの免疫組織化学分析によって、がん幹細胞、ミトコンドリア、細胞増殖、アポトーシス、および血管新生のバイオマーカーが解析されました。各患者について、術前生検標本と外科切除標本の両方で分析を実施し、ドキシサイクリン投与前から治療後までの変化が統計的に比較されました。

その結果、ドキシサイクリン投与前の生検サンプルと比較すると、ドキシサイクリン投与後の腫瘍サンプルは、がん幹細胞マーカーのCD44の統計的に有意な減少を認めました。具体的には、ドキシサイクリンで治療された患者9人中8人でCD44レベルが17・65〜66・67%低下しました。一人の患者はCD44が15%の増加を示しましたが、全体として約90%の症例においてがん幹細胞の性質の減少を認めました。別のがん幹細胞のマーカーであるアルデヒド脱水素酵素でも、同様の結果が得られました。つまりドキシサイクリンが、生体内で乳がん患者のがん幹細胞を選択的に根絶できることを示唆しています。（巻末参考文献37）

以上のように、細菌のリボソームを阻害して抗菌作用を発揮する抗生物質は、ミトコンドリアのリボソームの働きを阻害する副作用を持ちますが、この作用をがん治療に利用しようというアイデアです。がんを感染症のように治療するというアイデアともいえます。

抗がん剤治療や高濃度ビタミンC点滴を行っているときに、ドキシサイクリンとアジスロマイシンの併用を試してみる価値はあります。アルテスネイトと鉄剤と5‐アミノレブリン酸を組み合わせるフェロトーシス誘導療法に、さらにドキシサイクリンとアジスロマイシンを追加すると、抗腫瘍効果を増強できます。副作用が出ない低用量で効果が期待でき、しかも安価です。

【第13章】スルファサラジンは細胞内グルタチオンの量を減らす

グルタチオンは細胞内に高濃度で存在し、活性酸素やフリーラジカルを消去します。グルタチオンの合成材料になるシスチンを細胞内に取り込むシスチン・トランスポーターの働きが阻害されると、細胞内グルタチオンレベルが低下します。潰瘍性大腸炎の治療に使われているスルファサラジンは、このシスチン・トランスポーターを阻害する作用があり、フェロトーシスを促進する目的で使用することができます。

●酸素と鉄が細胞膜を傷害する

フェロトーシスによる細胞死は、細胞膜の過酸化脂質の蓄積によって起こります。細胞はグルタチオンやグルタチオン・ペルオキシダーゼなどの抗酸化システムを使って、脂質の酸化を防いでいます。細胞膜の脂質の酸化を防ぐメカニズムについて説明します。

生物とは生命活動を行うことができる生き物です。「外界と膜で仕切られた細胞からできている」、「DNAを持って自分の複製を作ることができる」、「外界から栄養分を取り入れてエネルギーを産生し、物質を分解したり、合成したりする代謝を行う」といった特徴を持っています。さらにそこに、「進化することができる」という特徴を加える意見もあります。

地球上の初期の生物は酸素のない状態で進化しました。地球が誕生したのは約46億年前で、その地球に最初の生命（＝生物）が出現するのは今から約38億年前です。最初の生物は、はっきりした核を持たない（核膜をもった核がない）原核生物です。これらの生物は海の中を漂う有機物を利用し、酸素を使わずに生息していました。

約25億年前に光合成を行う藍藻（シアノバクテリア）が登場します。それまで地球上には酸素は存在しませんでしたが、そこに太陽光エネルギーを使って無機物である二酸化炭素と水からグルコース（ブドウ糖）などの有機物を作り出し、酸素を放出する「光合成」を行う真正細菌のシアノバクテリアが出現しました。この酸素放出型光合成を行う生物の出現によって、それまで無酸素状態だった地球大気に大量の酸素分子が放出され、最終的に現在の大気の酸素濃度は21％に達しています。

初期の生物の細胞膜は単純な飽和脂肪酸で構成されていたと思われますが、やがて不飽和脂肪酸が細胞膜に利用されるようになります。温度が低い状態で、細胞膜の流動性を維持するには、不飽和脂肪酸が必要になります。生物が進化するうえでは、不飽和脂肪酸は欠かせないものでした。

しかし、不飽和脂肪酸を有する細胞膜で構成される生物にとって、大気中の大量の酸素の出現は極めて困難な出来事でした。なぜなら、不飽和脂肪酸は酸素の存在下で脂質過酸化によって酸化傷害を受けやすいからです。そしてこの過酸化反応は2価金属、特に2価の鉄イオン（Fe^{2+}）によって劇的に加速されます。

そこで、生物は酸素と鉄イオンによる細胞膜の酸化傷害を阻止するために、グルタチオンとグルタチオン・ペルオキシダーゼによる抗酸化システムを発達させたのです。

●還元型グルタチオンが活性酸素やフリーラジカルを消去する

グルタチオン（Glutathione）というのは、グルタミン酸とシステイン、グリシンの３つのアミノ酸が結合したペプチドです。γ‐グルタミルシステイン合成酵素によってグルタミン酸とシステインが結合し、γ‐グルタミルシステインを合成します。引き続いてグルタチオン合成酵素によって、γ‐グルタミルシステインにグリシンが結合してグルタチオンが合

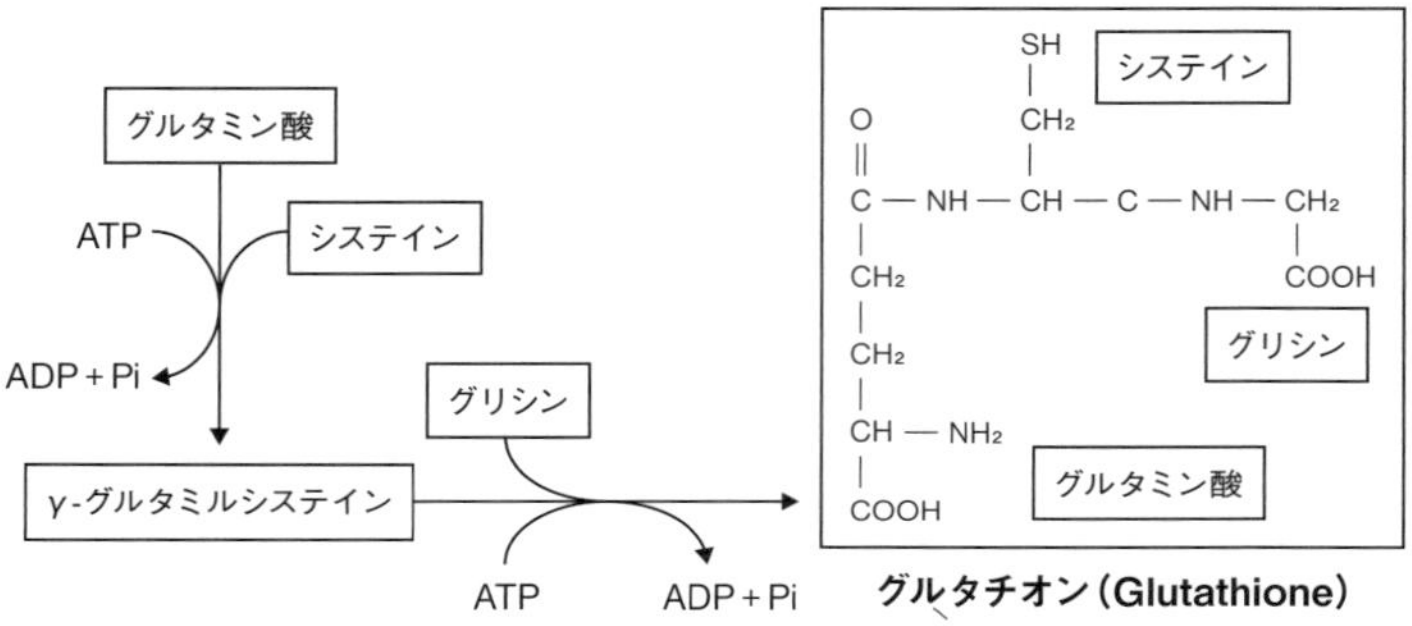

【図60】グルタチオンは３つのアミノ酸（グルタミン酸、システイン、グリシン）がATPを使って結合して合成される。

成されます。グルタチオンの合成にはＡＴＰが必要になります。

つまり、グルタミン酸やシステインやグリシンが不足したり、ＡＴＰが十分に産生できなかったり、γ・グルタミルシステイン合成酵素やグルタチオン合成酵素の活性が阻害されれば、グルタチオンの濃度は低下して、酸化ストレスに対する抵抗力が落ちることになります。（図60）

グルタチオンは細胞内に０・５〜10ｍＭ（ミリモーラー、mmol/L）という高濃度で存在します。チオール基（ＳＨ基）を持ち、この水素が電子を供与することによって活性酸素やフリーラジカルを消去します。

還元型のグルタチオンはＧＳＨ（Glutathione-SH）と表記され、ＧＳＨが活性酸素などで酸化されると酸化型グルタチオンＧＳＳＧ（Glutathione-S-S-

Glutathione）になります。つまり、酸化型は、二分子の還元型グルタチオンがジスルフィド結合（2個のイオウ原子がつながった状態）によってつながった分子です。

細胞内で発生した活性酸素やフリーラジカルに電子を与えて酸化型になったグルタチオンを還元型に戻す酵素がグルタチオン還元酵素で、このときNADPH（還元型ニコチンアミドアデニンジヌクレオチドリン酸、nicotinamide adenine dinucleotide phosphate）から水素をもらいます。このNADPHはペントースリン酸経路で産生されます。（図61）

がん細胞のグルコース取り込みや解

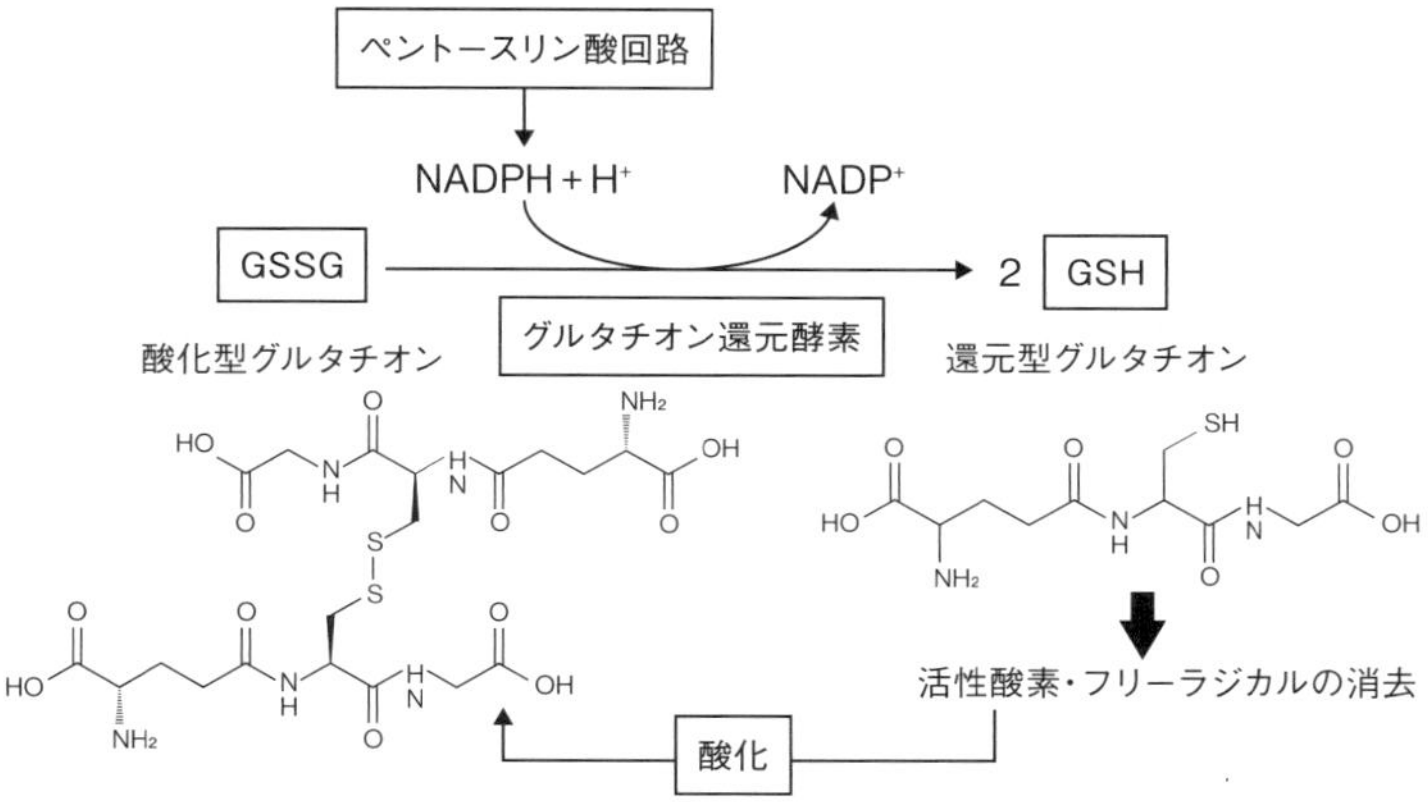

【図61】還元型グルタチオン（GSH）は活性酸素（スーパーオキサイド、過酸化水素など）などと反応して酸化され、2量体化した酸化型グルタチオン（GSSG）に変化するが、グルタチオン還元酵素がNADPHからの電子をGSSGに転移して、GSHに再生される。NADPHはペントースリン酸経路から供給される。

糖系やペントースリン酸経路を阻害するケトン食や2‐デオキシ‐D‐グルコース、ジクロロ酢酸ナトリウムはNHDPHの供給を減らすことによって、還元型グルタチオンの量を減少させ、酸化ストレスに対する抵抗性を減弱させることができます。また、NADPHの産生低下は、脂肪酸合成を抑制して細胞増殖を低下させます。ATP産生低下は、グルタチオン合成をさらに低下させます。

●グルタチオンペルオキシダーゼ４が過酸化水素や過酸化脂質を消去する

グルタチオンペルオキシダーゼ（glutathione peroxidase：GPx）は、活性中心にセレンを有する酵素です。グルタチオン（GSH）の存在下で、過酸化水素（H_2O_2）を水（H_2O）に還元するほか、過酸化脂質（LOOH）を還元する機能を有し、スーパーオキシドディスムターゼ、カタラーゼとともに生体内において重要な抗酸化作用を担っていると考えられています。（図62）

グルタチオンペルオキシダーゼにはいくつかのサブタイプが存在します。

その中で細胞内の脂質過酸化物を還元する際、重要な役割を担っているのが、グルタチオンペルオキシダーゼ４（GPx4）です。

GPx4は特に脂質過酸化物を還元することに特化しており、フェロトーシスの調節にお

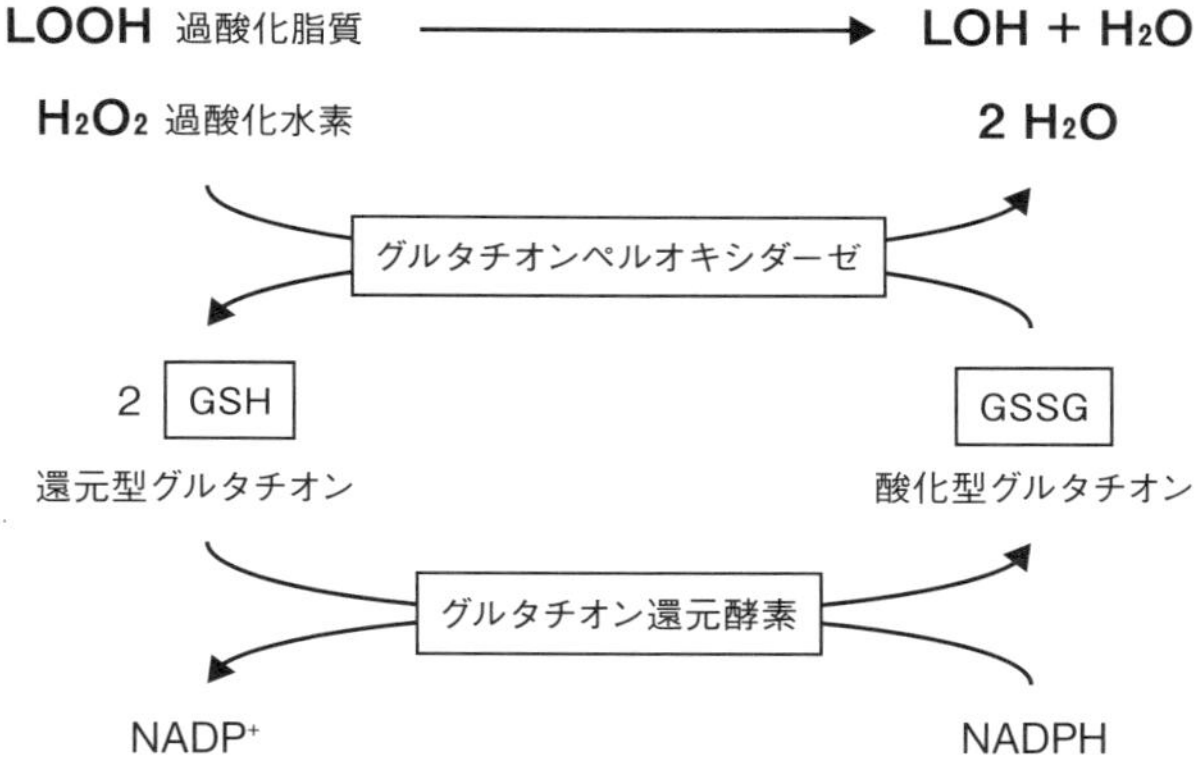

【図62】グルタチオンペルオキシダーゼは、過酸化水素（H_2O_2）を還元型グルタチオン（GSH）の存在下で水（H_2O）に代謝させ、酸化型グルタチオン（GSSG）を生成する。酸化型グルタチオンはペントースリン酸経路から供給されるNADPHを使ってグルタチオン還元酵素によって還元型グルタチオンに還元される。過酸化脂質（LOOH）の還元もグルタチオンペルオキシダーゼが担う。

いても中心的な役割を果たします。GPx4の活性が低下すると、フェロトーシスが発生しやすくなります。このため、GPx4は神経変性疾患、がん、およびその他の健康問題の研究において、重要なターゲットとなっています。

細胞膜の過酸化脂質を還元できるのは、GPx4だけです。したがって、グルタチオン、グルタチオンペルオキシダーゼ4、グルタチオン還元酵素、NADPH（ペントースリン酸回路から供給）、ビタミンB2（グルタチオン・ペルオキシダーゼの補酵素）のいずれが不足しても過酸化脂質は増えることになります。

●がん細胞に対するグルタチオンの2面性

理想的ながん治療の条件は、①がん細胞に特異的であること、②がん細胞を悪化させないこと、③正常細胞にダメージを与えないこと、だといえます。正常細胞にはダメージを与えずにがん細胞だけを攻撃する「がん細胞に特異性（選択性）の高い治療法」であれば、副作用がなくがんを縮小・消滅できます。

しかし、実際問題として、そのような理想的ながん治療はまだ存在しません。分子標的薬のようにがん細胞に選択性が高いものもありますが、そのような分子標的薬でも、細胞の増殖や死の制御システムをターゲットにする限り正常細胞にも何らかの影響を及ぼすので、効果がある薬は副作用が伴います。正常な組織も増殖や再生を行っているからです。

がん細胞の発生を予防したり増殖を抑えたりする方法が、時と場合によって逆効果になる（がんを悪化させたり、増殖を促進する）場合があります。このような作用や効果を表す用語として「2面性」とか「諸刃の剣」などが使われます。

たとえば、がん細胞を壊死させる腫瘍壊死因子-α（Tumor Necrosis Factor-α：TNF-α）は、マクロファージによって産生されます。固形がんに対して出血性の壊死を生じさせるサイトカインとして発見されたため、マクロファージを活性化する物質の抗腫瘍効果のメカニズム研究では、抗がん作用との関連でしばしばＴＮＦ‐αの産出増加が言及されます。しかし、ＴＮＦ‐αは炎症を増悪し、がん細胞の酸化ストレスを高めるため、むしろがんの悪性化を促進させてしまいます。したがって、がんの予防や治療の分野では、ＴＮＦ‐αの産生を抑制する方がよいと考えられています。

抗酸化物質も同様の2面性を持っています。活性酸素やフリーラジカルによるＤＮＡのダメージが遺伝子変異を起こしてがん発生の引き金になるので、活性酸素やフリーラジカルを消去する抗酸化物質はがん予防に効果を発揮します。野菜や果物ががん予防に役立つのは、フラボノイドやカテキンなど抗酸化作用の強い成分を多く含むからだと考えられています。したがって、抗酸化作用の強い食品成分を材料にしたサプリメントが、がん予防の目的で利用されています。

しかし一方、放射線治療や抗がん剤治療では、活性酸素やフリーラジカルの発生ががん細胞を死滅させるメカニズムになっています。そのため、放射線治療や抗がん剤治療を実施しているときに抗酸化物質を多く摂取すると、抗がん作用を弱める可能性があります。抗酸化作用のある物質は、がん細胞を酸化ストレスから保護することになるからです。そのため、放射線治療や抗がん剤治療時には、がん細胞の酸化ストレスを高める方法が有用だと考えられています。

この「がん細胞の酸化ストレスを高める方法」のターゲットの一つが、グルタチオンです。グルタチオンは細胞内に高濃度に存在する抗酸化物質で、活性酸素やフリーラジカルから細胞を守る役割を担っています。発がん予防の観点からは、グルタチオンの合成を増やして濃度を高めることは、抗酸化力を高めて遺伝子のダメージや変異を防ぐ効果が期待できます。一方、抗がん剤や放射線治療を行っているときは、グルタチオンの濃度が高いとがん細胞が死ににくくなります。

がん細胞の抗がん剤耐性や放射線耐性の原因の一つとして、がん細胞ではグルタチオンの産生が増えているためという意見があります。がん細胞は抗がん剤や放射線治療を受けると、それらによる細胞傷害に抵抗する手段としてグルタチオンの合成を増やしているのです。したがって、がん細胞のグルタチオンの産生を妨げると、抗がん剤や放射線治療の効果が高まることになります。グルタチオンの産生阻害はフェロトーシスを促進する目的でも有用といえるでしょう。

●スルファサラジンはグルタチオンの量を減少させる

シスチン・トランスポーター（xCT）は、シスチン／グルタミン酸交換輸送体とも呼ばれています。哺乳類細胞の形質膜上に発現するアミノ酸トランスポーターの一種で、細胞内のグルタミン酸との交換により、細胞外のシスチンを細胞内に輸送する機能を有します。

シスチンは、グルタチオンの構成成分であるシステインが2個結合したアミノ酸で、細胞内に取り込まれると、システインに変換してグルタチオンを合成する材料になります。このトランスポーターの発現が亢進すると、細胞内グルタチオンレベルが上昇し、これによって活性酸素などの酸化ストレスに対する防御能が高まると考えられます。

スルファサラジン（別名：サラゾスルファピリジン、商品名はサラゾピリンなど）という潰瘍性大腸炎の治療に使われる既存薬にシスチン・トランスポーターを特異的に阻害する作用があることが報告されています。

シスチン・トランスポーターの阻害剤であるスルファサラジンを投与すれば、がん細胞内のグルタチオンの濃度が減少し、酸化ストレスに対する抵抗性が低下します。その結果、抗がん剤や放射線治療が効きやすくなると推測されます。（196ページ、図63）

がん細胞のシスチントランスポーターを十分に阻害できれば、それだけでフェロトーシスを誘導できます。ただし、スルファサラジンの消化管からの吸収率は10％以下といわれ、スルファサラジン単独療法での抗腫瘍効果には限界があります。

しかし、その一方で、スルファサラジンとジスルフィラム（第11章）を併用すると、スルファサラジンまたはジスルフィラム単独と比較して、有意に高い細胞傷害効果が得られるこ

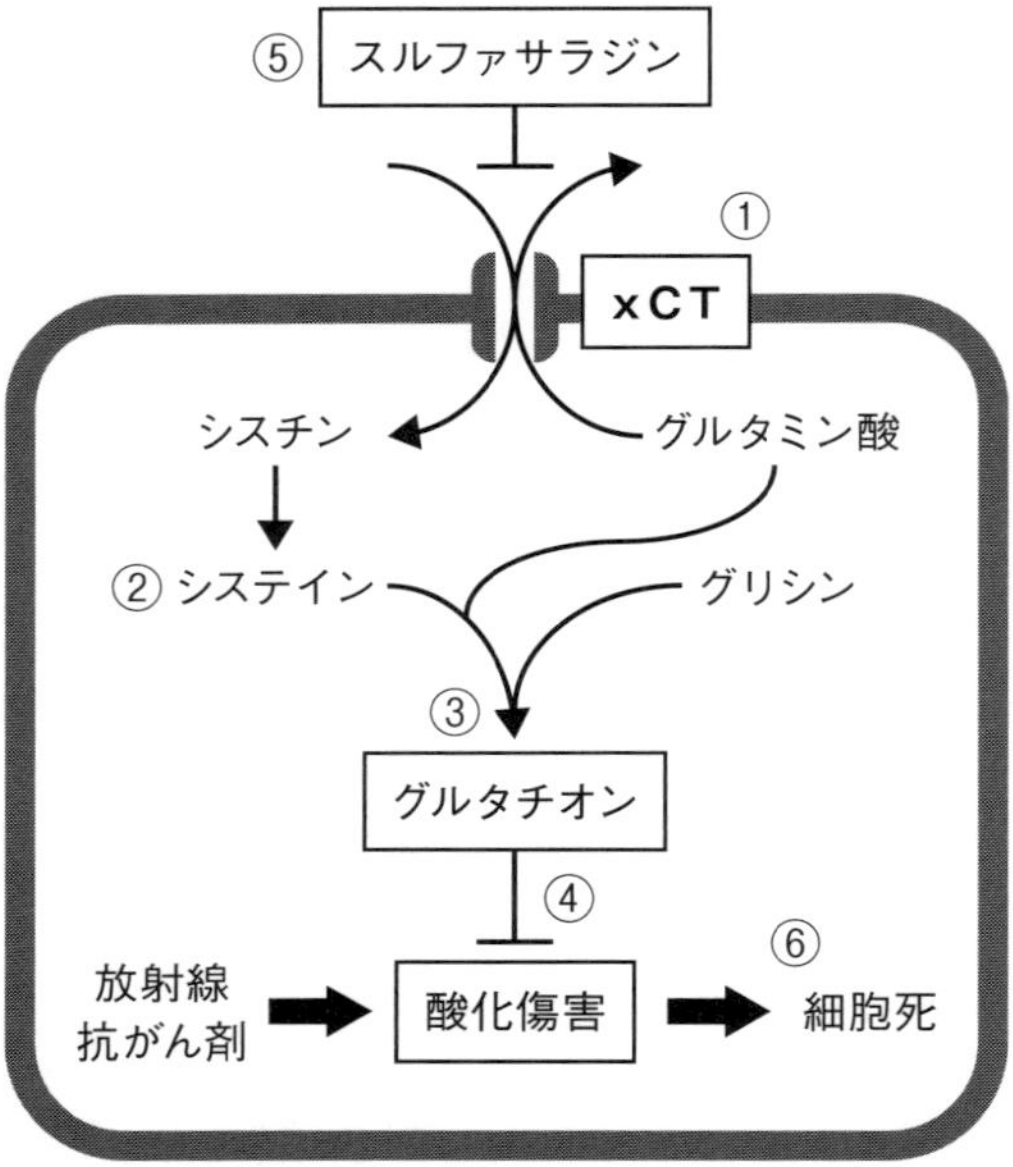

【図63】シスチン・トランスポーター（xCT）は、細胞内のグルタミン酸を放出し、細胞外のシスチンを取り込む（①）。シスチンはシステイン２分子がS-S結合したアミノ酸で、細胞内でシステインに変換される（②）。システインはグルタミン酸とグリシンと結合してグルタチオンが合成される（③）。グルタチオンは酸化傷害を軽減する作用によって抗がん剤や放射線治療に抵抗性を与える（④）。xCTの働きを阻害するスルファサラジン（⑤）は、細胞内のシステインを減らしてグルタチオンの濃度を低下させ、がん細胞の酸化ストレス抵抗性を減弱して細胞死を亢進する（⑥）。

とが報告されています。肺腫瘍のマウスモデルでは、スルファサラジン+ジスルフィラムは、腫瘍の数とサイズ、肺腫瘍の発生率と個数の減少において、個々の薬剤よりも高い有効性を示しました。これは、ジスルフィラムによる活性酸素の産生亢進と、スルファサラジンによる抗酸化システム阻害の相乗効果と考えられています。(巻末参考文献38)

スルファサラジンとメトホルミンを併用すると、フェロトーシス誘発において相乗的に作用し、乳がん細胞の増殖を阻害する実験結果が報告されています。これは、システチン・トランスポーターのタンパク質のUFMylation プロセスを阻害することにより、タンパク質安定性を低下させる機序が推測されています。

UFMylation は、ユビキチン様修飾因子UFM1(Ubiquitin-fold modifier 1)が関連するタンパク質翻訳後修飾の一種です。メトホルミンは、xCTタンパク質のUFMylation プロセスを阻害するメカニズムで、xCTの働きを阻害するという報告もあります。(巻末参考文献39)

これらの報告は、スルファサラジンとジスルフィラムとメトホルミンの併用はフェロトーシスの誘導を相乗的に促進する可能性を示唆しています。

【第14章】ケトン食はがん細胞の酸化ストレスを亢進させる

糖質摂取を減らしてケトン体の産生を増やす食事を、ケトン食といいます。

ケトン食は、がん細胞のグルコースの取り込みと解糖系を抑制し、ペントースリン酸経路を阻害してNADPHの産生を減少させ、がん細胞内の活性酸素消去能を低下させます。脂肪酸とケトン体はミトコンドリアで代謝されるため、活性酸素の産生が増えます。ケトン食はがん細胞のエネルギーと抗酸化力を低下させ、活性酸素の産生を高めて酸化ストレスを亢進する機序によって、がん細胞のフェロトーシスを亢進します。

●人間は水だけで1ヶ月間以上生きられる

がん細胞にとってグルコース（ブドウ糖）は、最も重要なエネルギー源です。しかし、グルコースの供給を増やせば、がん細胞のエネルギー（ATP）産生と物質合成も増え、抗酸化力を高めることになります。糖質の多い食事は、がん細胞のフェロトーシス誘導を妨げてしまうのです。

ここでは、糖質摂取を減らし、ケトン体を増やすケトン食が、フェロトーシス誘導を促進する理由を解説します。

標準的な体格の人なら、絶食（断食）しても、水さえ飲めればしばらく生きることができます。水だけではビタミンやミネラルが不足しますが、不足したビタミンなどをサプリメントで補充すれば、1か月以上は健康障害を起こすことなく生存可能です。

絶食状態でなぜそれほど長く生きられるでしょうか。

その理由は、体脂肪に1ヶ月分以上のエネルギーが蓄えられているからです。

体重に占める体脂肪の比率は、平均的な体格の人で、男性は10～20％程度、女性は20～30％程度です。体重60kgの人で体脂肪率が20％とすると、12kgの脂肪が貯蔵されている計算です。1gの脂肪は約9キロカロリーのエネルギーを産生するので、12kgで約10万キロカロリーのエネルギーになります。普通に生活して消費するエネルギー量は1日あたり2000キロカロリー程度なので、約50日分のエネルギー量に相当します。

動物の場合、食事から得たカロリーのうちで余ったものは、グリコーゲンと脂肪に合成されて貯蔵されます。グリコーゲンはグルコースが多数結合したもので、主に肝臓や筋肉に貯蔵されています。平均的な成人のグリコーゲンの貯蔵量は、肝臓に100g程度、筋肉に400g以下とされています。

グリコーゲンは、グルコースに分解されてエネルギー産生に使われます。グリコーゲンとグルコースのエネルギーは、ともに1gあたり約4キロカロリーなので、グリコーゲン貯蔵量を最大に見積もって500gとしても2000キロカロリー程度、すなわち1日程度で枯渇してしまいます。通常のグリコーゲンの貯蔵量は200~300g程度なので、数時間から半日程度で枯渇します。これが、半日くらい食べないと空腹になってエネルギーが出なくなる理由です。グリコーゲンは動物の体内にエネルギーを一時的に保存しておくことはできますが、利用しやすい代わりに短時間で枯渇する欠点を持っています。

一方、体脂肪は1ヶ月から2ヶ月分のエネルギーを蓄えることができます。脂肪は体積当たりのエネルギー量が糖質より大きく、長期的なエネルギーの保存に適した物質です。この体脂肪に蓄えたエネルギー源によって、人間は水だけで1ヶ月間以上の生存と活動が可能になっているのです。（図64）

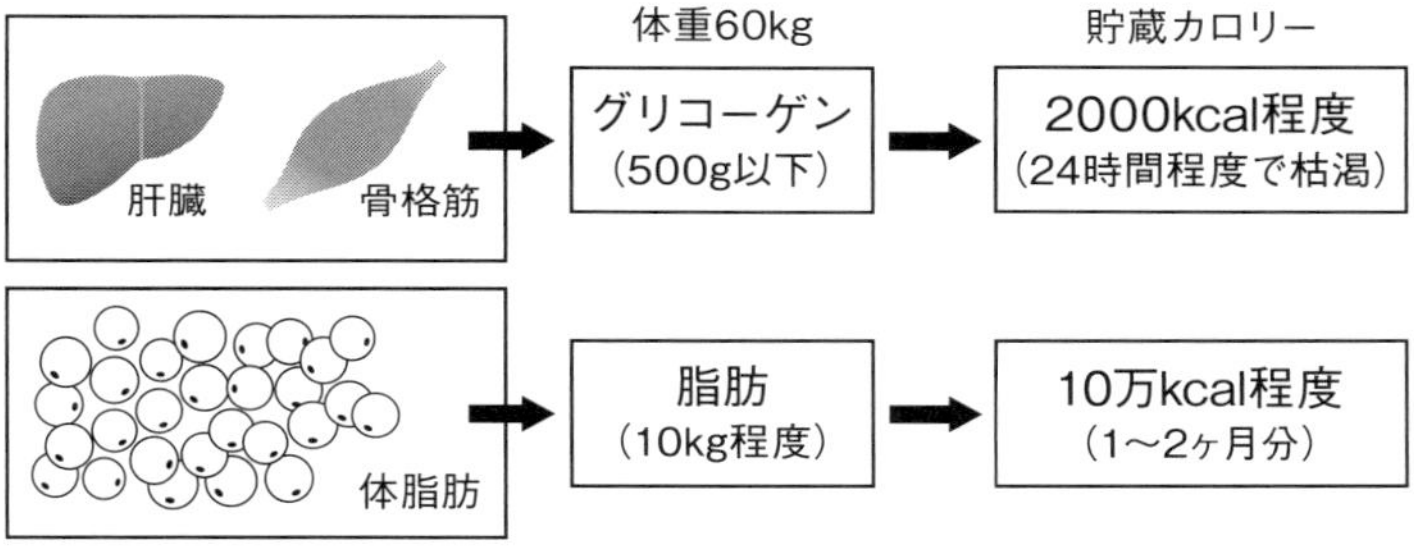

【図64】体重60kgの標準的な体格の人では、肝臓と筋肉に貯蔵されているグリコーゲンの量は500g以下で、2000キロカロリー(kcal)程度のエネルギー量に相当し、絶食すれば1日で枯渇する。一方、体脂肪率が20%で10kg程度の脂肪が貯蔵されており、エネルギー量は10万キロカロリー(kcal)程度になり、これは1〜2ヶ月分のエネルギー量に相当する。

●絶食すると肝臓でケトン体が産生される

絶食すると体内に蓄積されたグリコーゲンは、半日から1日くらいでなくなってしまいます。糖質が枯渇すると、脂肪細胞に貯蔵された脂肪が分解酵素の働きでグルセロールと遊離脂肪酸に分解され、血液に入って他の組織に運ばれます。

細胞に必要なエネルギー(ATP)は、グルコースが解糖系でピルビン酸に分解され、アセチルCoAを経てミトコンドリアのTCA回路で代謝され、さらに酸化的リン酸化によって産生されます。一方、脂肪酸からエネルギーを産生する場合は、脂肪酸が分解されてアセチルCoAになり、このアセチルCoAがミトコンドリアで代謝されてATPを作り出します。

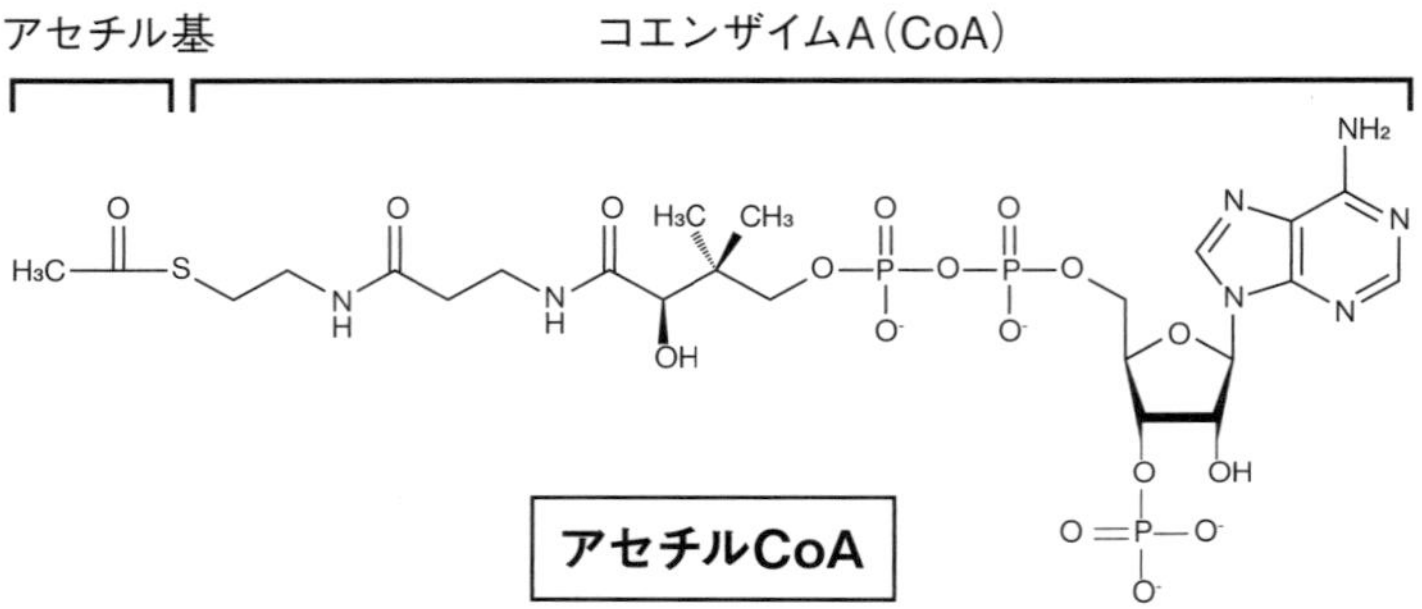

【図65】コエンザイム A（Coenzyme A; CoA）は補酵素 A ともいい、CoA にアセチル基が結合したものがアセチル CoA になる。

コエンザイムA（CoA）は補酵素Aとも呼ばれ、生物にとって極めて重要な補酵素です。末端にあるチオール基にさまざまな化合物が結合することによって、糖質や脂質、アミノ酸などの代謝反応に関わっています。CoAにアセチル基が結合したものが、アセチルCoAです。（図65）

脂肪酸の酸化で作られるアセチルCoAの多くは、TCA回路に入りますが、絶食時などグルコースの供給が少ない状況では、アセチルCoAをTCA回路で処理する時に必要なオキサロ酢酸が不足するため、TCA回路が十分に回りません。このとき、TCA回路で処理できなかった過剰のアセチルCoAは、肝臓でケトン体の合成に回されます。

肝細胞では、脂肪酸が分解されてできたアセ

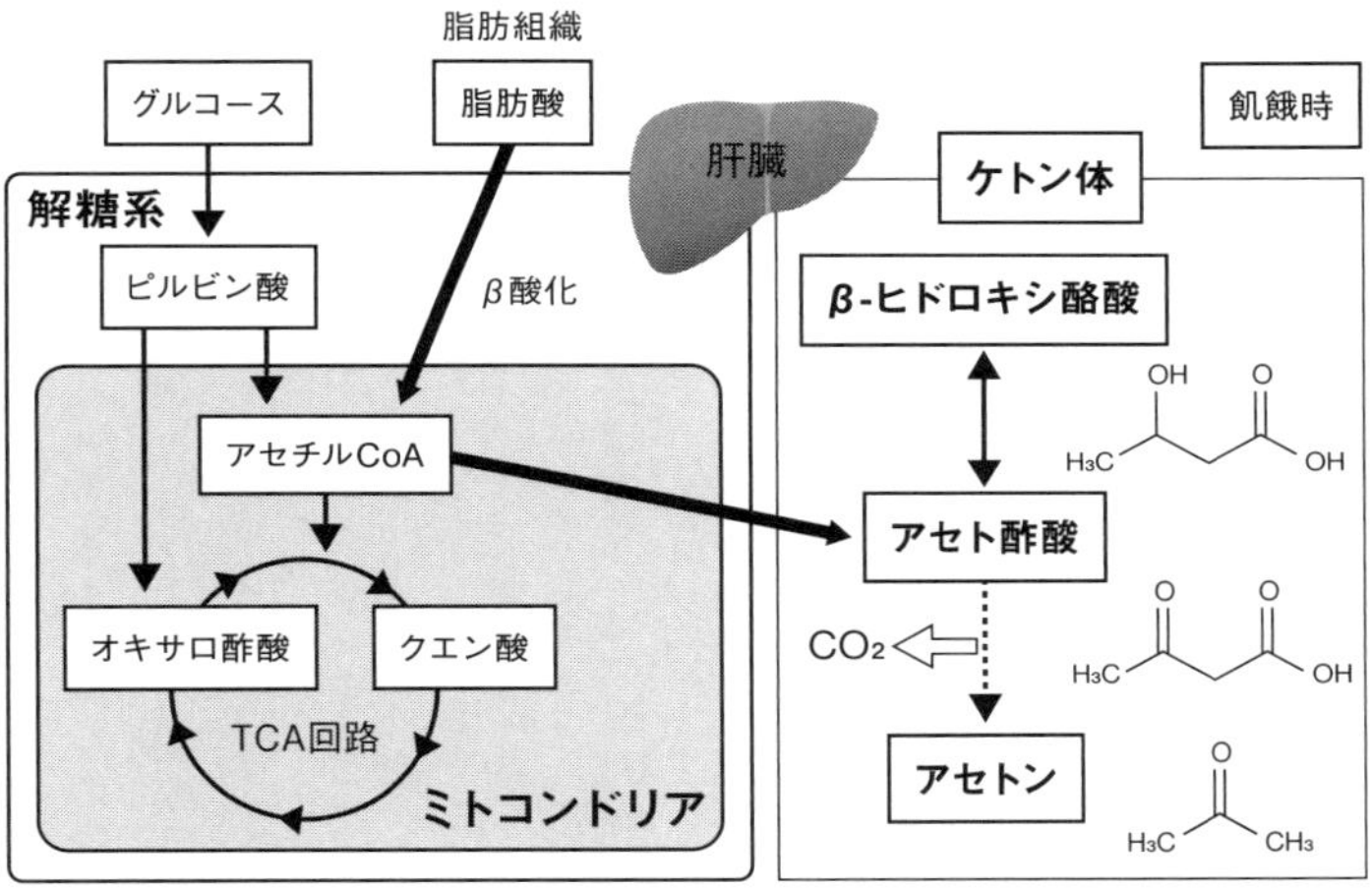

【図66】グルコースと脂肪酸が分解されて産生されるアセチル CoA はミトコンドリアの TCA 回路で代謝される。グルコースの供給が少ない状況では、肝臓では脂肪酸の燃焼（β酸化）で産生されたアセチル CoA からアセト酢酸の合成が亢進する。アセト酢酸は脱炭酸によってアセトンへ、還元されてβ-ヒドロキシ酪酸へ変換される。アセト酢酸、βヒドロキシ酪酸、アセトンの３つをケトン体という。

チルCoAは、アセトアセチルCoAから3-ヒドロキシ-3-メチルグルタリル-CoA（HMG-CoA）を経てアセト酢酸が生成され、脱炭酸によってアセトンへ、還元されてβ-ヒドロキシ酪酸《らくさん》へと変換されます。このアセト酢酸、βヒドロキシ酪酸、アセトンの3つをケトン体といいます。（図66）

ケトン体は、肝臓（ケトン体を利用する酵素がない）と赤血球（ミトコンドリアがない）以外の細胞でエネルギー源として利用されます。脂肪酸と違ってケトン体は水溶性であるため、特別な運搬タンパク質の助けがなくても肝臓からその他の臓器（心臓や筋肉や腎臓や脳など）に効率よく運ばれ、細胞内でケトン体は再びアセチル‐ＣｏＡに戻され、ＴＣＡ回路で代謝されてエネルギー源となります。

この際、エネルギー産生に使われるのはアセト酢酸のみです。β‐ヒドロキシ酪酸はアセト酢酸に変換されてエネルギー代謝に使用され、アセトンはエネルギー源にはならず呼気から排出されます。

●絶食でケトン体が増えるのは生理的現象

前述のように、一日程度の絶食によって、肝臓と筋肉のグリコーゲンは消費されてしまいます。そのまま何も食事を摂取しないでグリコーゲンが枯渇すると、グルカゴンが分泌されインスリンは減少していきます。すると脂肪組織から脂肪酸が遊離し、筋肉組織でエネルギー源として利用され、肝臓では脂肪酸からケトン体が産生されます。通常、朝起きたときのケトン体のレベルは０・１〜０・３ｍＭ（mmol/L）です。ケトン体（おもにβヒドロキシ酪酸）の濃度は、24時間の絶食で０・３〜０・５ｍＭ、２〜３日間の絶食で１〜２ｍＭと増えていきます。

血液中にケトン体が増えている状態を、ケトーシス（ケトン症）といいます。通常の血中のグルコース濃度は4〜6mM程度ですが、ケトン体の血中濃度は0・3mM以下と極めて低値です。しかし、絶食すると数日でケトン体は増え始め、10日くらいするとグルコース濃度を超え、脳の神経細胞もケトン体を主なエネルギー源にするようになります。絶食時にケトン症が起こるのは、脳の神経細胞にエネルギー源を供給するための生理的な現象で、生理的ケトーシスといいます。

多くの病気の治療や健康増進に断食療法が有効であることが知られていますが、その作用機序の一つが、脂肪の燃焼によるケトン体の産生です。ケトン体にはさまざまな健康作用があることが明らかになっています。

肝臓でのケトン体産生能に限界があることと、他の組織でエネルギー源として使用されるため、体内でのケトン体濃度には上限があります。長期間の絶食でも、ケトン体濃度は6〜8mM程度までしか上がりません。

1型糖尿病でインスリンの働きがない状態で脂肪の分解が進むと、血糖は300mg／dl以上、血中ケトン体濃度は25mM以上になり、血液のpHが7・3以下になります。

このようにケトン体が大量に増えて血液や体液が酸性になった状態を、ケトアシドーシス(ketoacidosis)といいます。1型糖尿病におけるケトアシドーシスは病的なケトン症で、適切な治療を行わないと死に至ります。

一方、長期の絶食によるケトン症は、生理的なケトン症（生理的ケトーシス）であり、まったく病的な問題は起こしません。むしろ脳や心臓などの臓器を保護する作用など、多くの健康作用が指摘されています。

●ケトン体の健康作用が注目されている

ケトン体は、19世紀中頃に糖尿病性ケトアシドーシスの患者の尿から発見されました。そのため、「ケトン体は脂質の不完全な酸化によって生成される、毒性のある不必要な代謝産物である」とこの時代の医師の多くが認識していました。

しかし、20世紀のはじめになると、「ケトン体は、飢餓時や食事からの糖質の供給が不足したときに肝臓で脂肪酸から産生される正常な代謝産物で、肝臓以外の組織で容易にエネルギー源として利用される」ことが明らかになりました。

１９２０年代にはケトン体の産生を増やすケトン食が、小児の薬剤抵抗性てんかんの治療に極めて有効であることがわかりました。１９６７年には、長期間の絶食や飢餓時に脳のエネルギー源として、グルコースに代わってケトン体が使用されることが判明しました。それまでは脳のエネルギー源はグルコースのみと考えられていたのです。現在では、脳はグルコースよりケトン体を好んで使用することが知られています。

１９９０年代に入ると、食事によってケトン体の産生を高めるケトン食が、グルコースの利用障害のある神経疾患の治療に有効であることが明らかになります。

近年では、ケトン体のβヒドロキシ酪酸がヒストン脱アセチル化酵素の阻害作用によって遺伝子発現に作用して、ストレス抵抗性の増強や抗老化や寿命延長の効果を発揮したり、炎症を引き起こすＮＬＲＰ３インフラマソームの活性を阻害することによって抗炎症作用を示す作用、細胞膜の受容体を介して細胞機能に影響する作用なども報告されています。また、βヒドロキシ酪酸がさまざまな老化性疾患を予防し、寿命を延ばす効果も指摘されています。

（巻末参考文献40）

つまり、発見された当時は「毒性のある不要な代謝産物」と思われていたケトン体が、実際は、極めて多彩で有用な働きを発揮する代謝産物であることが判明したのです。

●ケトン体はがん細胞の増殖を抑制する

ケトン食の抗がん作用については、マウスの移植腫瘍を使った実験では１９８７年頃から報告があります。

人間での最初の論文は１９９５年の小児の脳腫瘍の報告です。その後、基礎研究が進められ、ケトン食の抗がん作用に関する臨床試験が進められています。

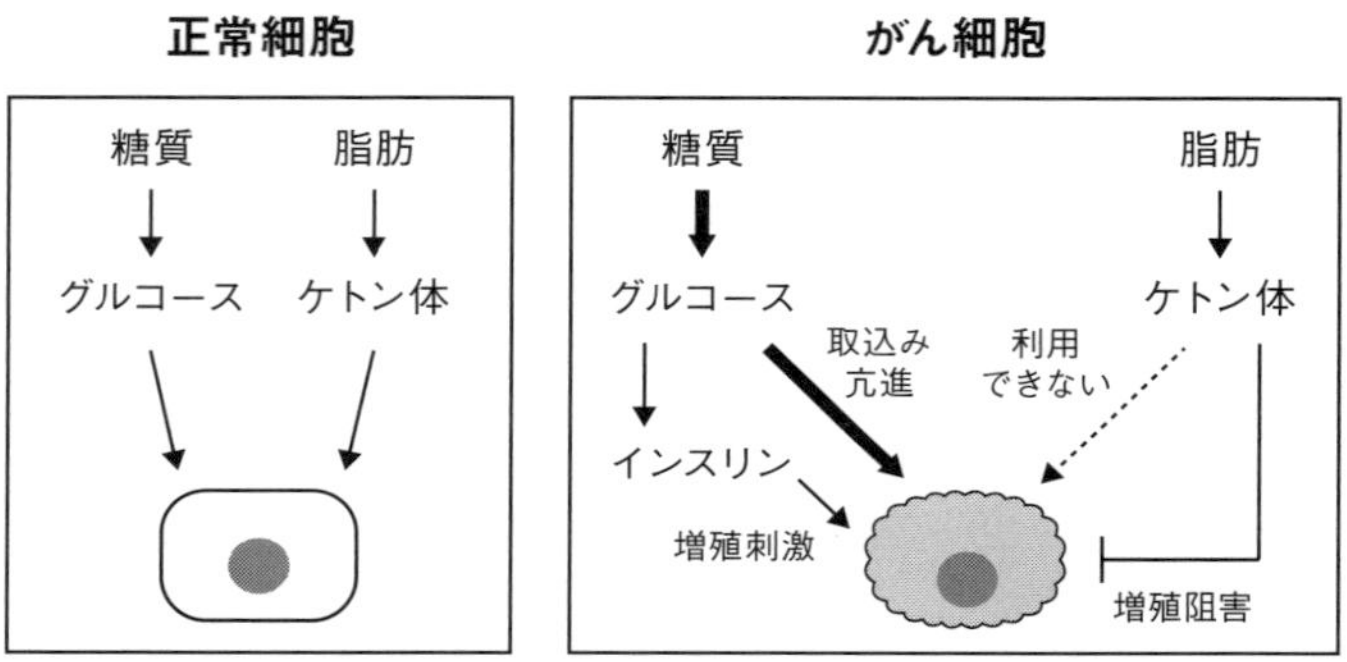

【図67】がん細胞ではグルコースの取込みが亢進している。グルコース摂取で分泌が増えるインスリンはがん細胞の増殖を刺激する。脂肪の分解でできるケトン体をがん細胞はエネルギー源として利用できない。さらに、ケトン体自身にがん細胞の増殖を阻害する作用がある。正常細胞はグルコースもケトン体も効率的に利用できる。

ケトン体のアセト酢酸とβヒドロキシ酪酸には、それ自体に抗がん作用があります。がん細胞と正常線維芽細胞の培養細胞を使った実験では、培養液にアセト酢酸やβヒドロキシ酪酸を添加すると、正常な線維芽細胞の増殖は阻害されず、がん細胞の増殖は用量依存的に抑制されることが報告されています。ケトン体ががん細胞のグルコース（ブドウ糖）の取り込みと代謝を抑制してエネルギー産生を低下させ、さらに増殖シグナル伝達系を阻害するためだと考えられています。（図67）

がんを移植したネズミを使った実験では、ケトン食ががんの増殖速度を遅くし、生存期間を延ばす効果があることが報告されています。この場合、ケトン食の抗腫瘍効果はケトン体の産生量に依存します。

２０２２年のNatureの論文には、βヒドロキシ酪酸が結腸直腸がんを強力に抑制することが報告されています。この論文では、結腸直腸がんを発生する動物モデルで食事のスクリーニングを行い、ケトン食が強力な腫瘍抑制効果を示すことを発見しました。ケトン食による抗がん作用は、β-ヒドロキシ酪酸による作用であると要約されます。β-ヒドロキシ酪酸は結腸陰窩細胞の増殖を減少させ、結腸直腸がんの増殖を強力に抑制しました。

β-ヒドロキシ酪酸は細胞表面の受容体Hcar2を介して作用し、転写調節因子Hopxを誘導し、それによって遺伝子発現を変化させ、細胞増殖を阻害することが明らかになりました。β-ヒドロキシ酪酸レベルの上昇とHopx活性化が、ヒトの腸上皮増殖の減少と関連しているようです。これらのことは、β-ヒドロキシ酪酸が結腸直腸がんの予防や治療に役立つ可能性を示しています。（巻末参考文献41）

ケトン食は、グルコースの取込みと解糖系とペントースリン酸経路の代謝を阻害します。脂肪酸やケトン体がミトコンドリアで代謝されると、活性酸素の発生が増えて酸化ストレスが亢進します。ペントースリン酸経路の阻害と酸素呼吸の増加は酸化ストレスを亢進し、がん細胞の増殖を抑制し、細胞死を誘導します。（２１０ページ、図68）

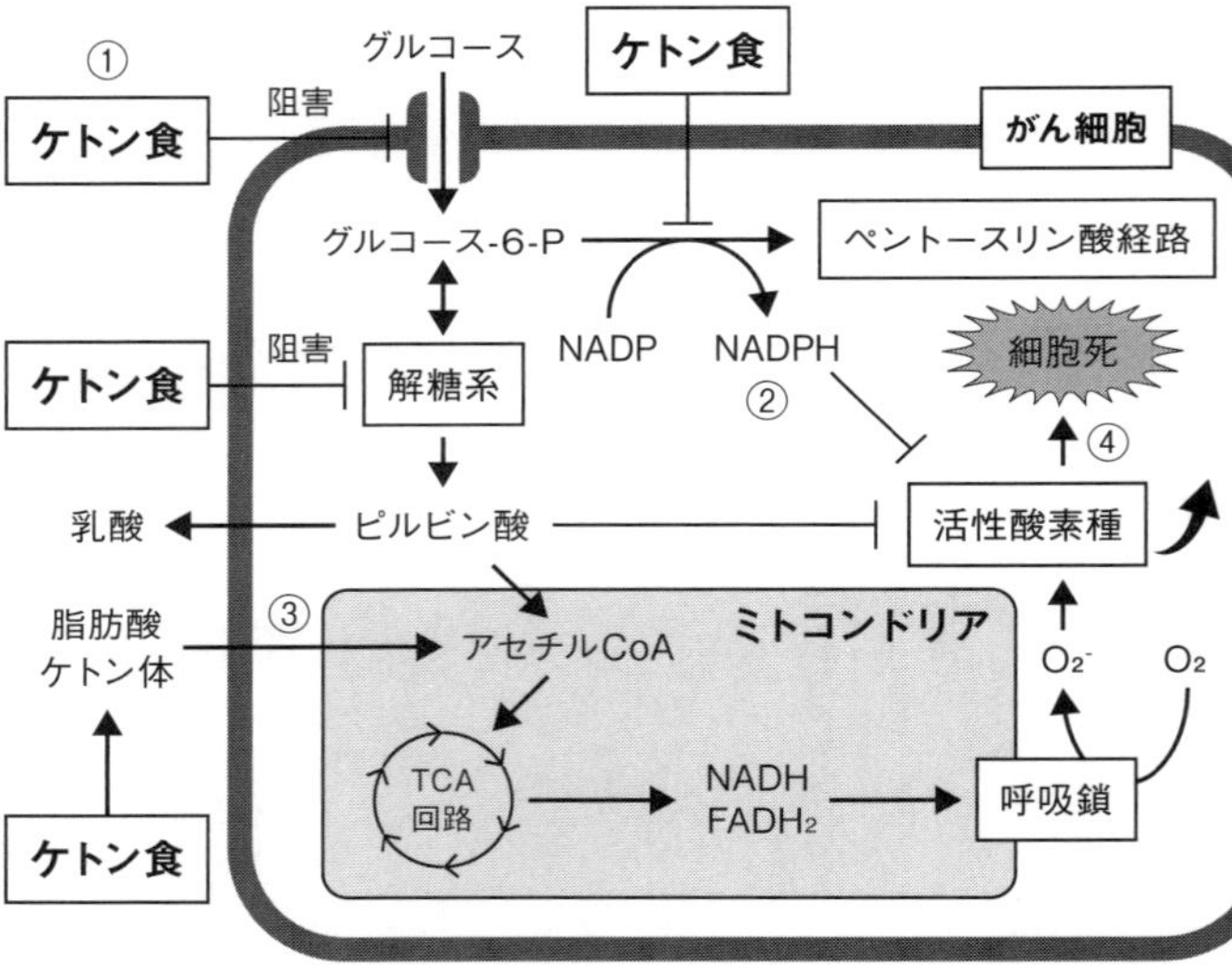

【図68】ケトン体の産生を増やすケトン食は、グルコースの取込みや解糖系を抑制し(①)、ペントースリン酸経路を阻害してNADPHの産生を低下させ、がん細胞内の活性酸素消去能を低下させる(②)。ケトン食の主要なエネルギー源となる脂肪酸とケトン体はミトコンドリアでアセチルCoAに変換されて代謝されるため、これらをエネルギー源として利用すると活性酸素の産生が亢進して酸化ストレスによるダメージが増える(③)。ケトン食はがん細胞に対してエネルギー産生を抑制し、活性酸素の産生を高めて酸化ストレスを亢進する2つの機序によってがん細胞を自滅させることができる(④)。

●ケトン食は絶食よりも安全性が高い

水以外に何も摂取しない絶食（断食）が、究極のがんの食事療法として提唱されています。たしかに、糖やタンパク質、脂肪が入ってこなければ、がん細胞の増殖と生存はかなり抑えられます。体脂肪が燃焼して血中のケトン体濃度も高くなるので、抗がん作用も期待できるでしょう。

しかし、生体の方も栄養不良になってしまい、生命の維持ができなくなります。がん細胞がエネルギー欠乏になって全滅するか、体が栄養失調で死んでしまうかという競争になります。一般的には、がん細胞は筋肉などの正常細胞を分解して自分の栄養として取り込むので、体の方が先に負けてしまいます。つまり、絶食療法ではがんには勝てません。

体力や栄養状態を低下させずに、絶食と同じような効果を得る方法として考案されたのが、ケトン食です。自分の体脂肪と筋肉を分解しないように食事から脂肪とタンパク質を十分に摂取し、糖質だけを摂取しないように気をつけます。すると、体重や体力、栄養状態も低下することなく、絶食と同様にケトン体の産生が増加します。つまり、ケトン食は断食療法と同じ効果で、安全性が断食よりも高い食事療法なのです。

糖質制限やケトン食は、フェロトーシス誘導療法の効果を増強する食事療法といえます。ケトン食は食事の糖質をできるだけ減らし、減った分のカロリーを油脂で補う超低糖質高脂肪食です。具体的方法については、インターネットで「ケトン食レシピ」などで検索すると数多くのサイトや書籍が見つかります。拙著『ブドウ糖を絶てばがん細胞は死滅する!』（彩図社、2013年）『福田式がんを遠ざけるケトン食レシピ』（河出書房新社、2016年）、『がんに勝つ福田式ケトン食スープ』（河出書房新社、2023年）でも、がんのケトン食の実践法を詳しく解説しています。

栄養状態が悪く体力が極端に低下していたり、肝臓や腎臓の機能が低下している場合はケトン食の実践はできません。食欲や体力があり、栄養状態や臓器機能に極端な低下がない場合は、ケトン食を実践して体内のケトン体濃度を十分に高めることができれば、がん細胞の増殖を阻止できます。

【第15章】がん細胞のフェロトーシス誘導療法のまとめ

がん細胞に選択的かつ強力にフェロトーシスを誘導するためには、複数のメカニズムをターゲットにする必要があります。がん細胞に選択的に活性酸素の産生を可能な限り高め、脂質過酸化を防いでいる抗酸化システムを十分に弱体化させ、細胞膜の過酸化脂質を増やすことが、フェロトーシス誘導に必要です。そのメカニズムを整理しましょう。

●メトホルミン+2-デオキシ-D-グルコース+ジクロロ酢酸ナトリウム+ケトン食の相乗効果

2-デオキシ-D-グルコース（2-DG）は、解糖系を阻害することによって乳酸とATPの産生を阻害します。さらにペントースリン酸経路を阻害して物質合成を抑制します

(第5章)。経口糖尿病薬のメトホルミンは、ミトコンドリアの呼吸酵素を阻害してATP産生を抑制する作用があり、さらに2-DGと同様に解糖系酵素のヘキソキナーゼの活性を阻害します(第6章)。したがって、2-DGとメトホルミンを併用すると、がん細胞のエネルギー産生と物質合成を阻害する効果を相乗的に高めることができます。エネルギー産生と物質合成の阻害は抗酸化システムを弱体化し、フェロトーシスを起こしやすくします。

メトホルミンには、乳酸が増えて血液が酸性に傾く「乳酸アシドーシス」を引き起こす副作用があります。大きながん組織があると、乳酸の産生が増えています。乳酸アシドーシスを防ぐために、肝臓では乳酸をグルコースに変換する糖新生が亢進します。メトホルミンはこの糖新生を阻害する作用があるため、乳酸産生の増加した状態でメトホルミンを服用すると、乳酸アシドーシスを起こしやすくなります。

この場合、がん細胞の解糖系を抑制し、ミトコンドリアでの酸素呼吸を増やす2-デオキシ-D-グルコースやジクロロ酢酸ナトリウム、ケトン食を併用すると、メトホルミンによる乳酸アシドーシスの発生を防ぐことができます。特にジクロロ酢酸ナトリウムは乳酸アシドーシスの治療に古くから使用されています。(図69)

ケトン食だけでは抗腫瘍効果は弱いのですが、2-デオキシ-D-グルコースとメトホルミンとジクロロ酢酸ナトリウムを併用すると、がん細胞の増殖を抑制できます。さらに抗酸

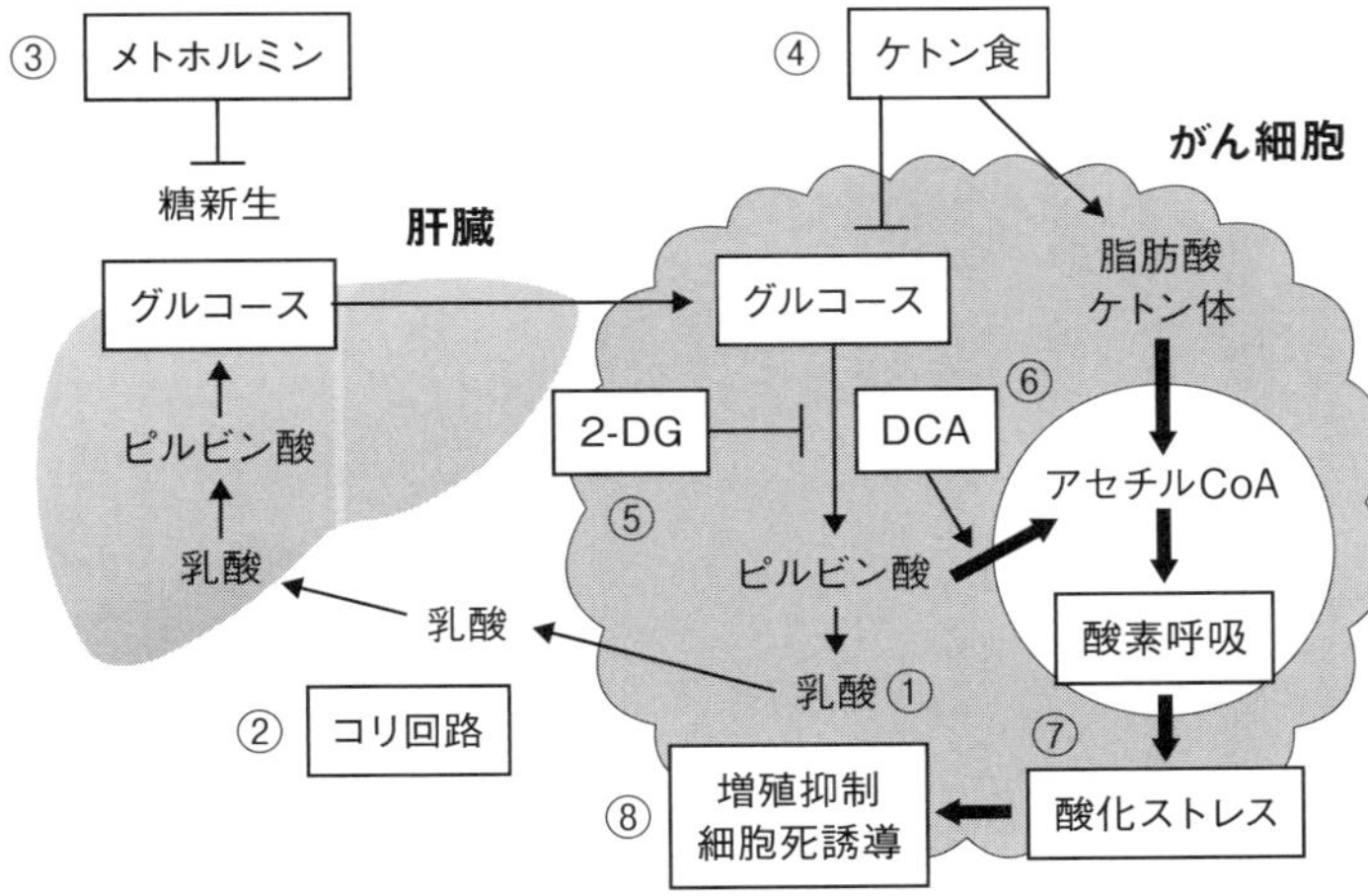

【図69】 がん細胞は乳酸の産生が増えている（①）。乳酸によるアシドーシス（酸性血症）を防ぐため、肝臓で乳酸をグルコースに変換する。これをコリ回路という（②）。メトホルミンは糖新生を阻害するので、乳酸アシドーシスの副作用を起こしやすい（③）。ケトン食はグルコースの利用を阻害し、脂肪酸とケトン体はミトコンドリアの酸素呼吸（酸化的リン酸化）を亢進する（④）。2- デオキシ -D- グルコース（2-DG）はがん細胞の解糖系を阻害し（⑤）、ジクロロ酢酸ナトリウム（DCA）はピルビン酸脱水素酵素を活性化してピルビン酸からアセチル CoA への変換を促進する（⑥）。その結果、2-DG と DCA はメトホルミンによる乳酸アシドーシスを防ぎ、活性酸素の産生を高めて酸化ストレスを亢進する（⑦）。これらは相乗効果で、がん細胞の増殖を抑制できる（⑧）。

化システムを阻害するジスルフィラムやスルファサラジンを併用すると、がん細胞を酸化ストレスで自滅させることができます。図70に2‐デオキシ‐D‐グルコースとジクロロ酢酸ナトリウム（+ビタミンB1+R体αリポ酸）とメトホルミンを併用したがん治療の有効性のメカニズムをまとめています。

抗がん剤治療や放射線治療を行うときに、2‐デオキシ‐D‐グルコース、ジクロロ酢酸ナトリウム、R体αリポ酸、ビタミンB1、メトホルミン、ケトン食を併用すると、抗腫瘍効果を増強できます。アルテスネイトを用いたフェロトーシス誘導の促進にも有効です。この組み合わせはがんの補完・代替療法として今までに多くの患者さんに行っていますが、副作用はほとんど経験せず、顕著な有効性を確認しています。

●脂質過酸化の促進の観点からのまとめ

シスチン・トランスポーター／グルタチオン／グルタチオンペルオキシダーゼ4（GPx4）による抗酸化システムの阻害は、がん細胞の細胞膜の脂質の過酸化を促進します。2‐デオキシ‐D‐グルコースやメトホルミンでペントースリン酸経路を阻害すると還元剤のNADPHの産生を阻害できます。スルファサラジンはシスチン・トランスポーターを阻害します。酸化ストレスを高めるジスルフィラムの抗腫瘍効果は、スルファサラジンとの併用に

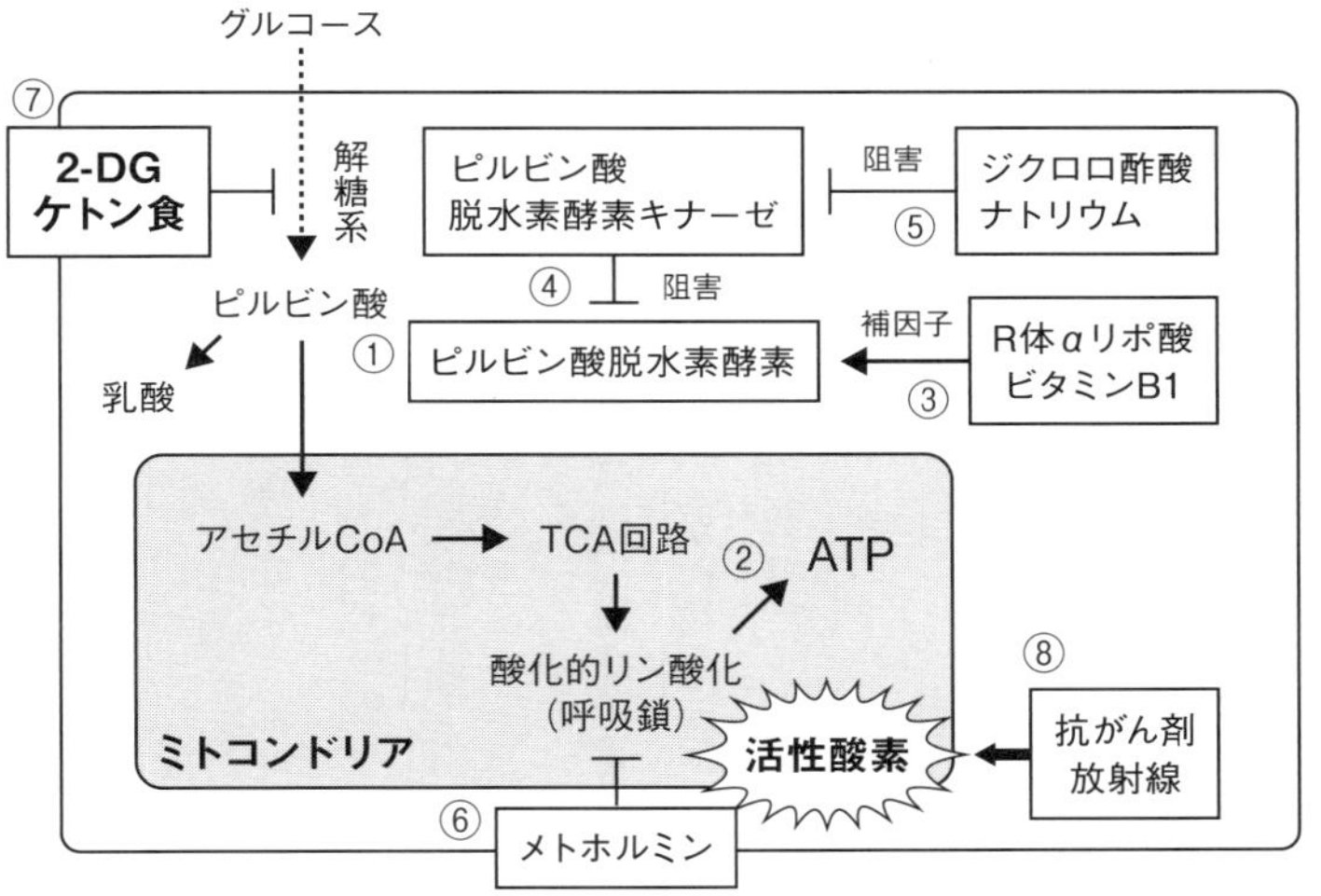

【図70】 グルコースが解糖系でピルビン酸に変換された後、ピルビン酸脱水素酵素(①) によってアセチル CoA に変換される。アセチル CoA はミトコンドリア内で TCA 回路と呼吸酵素複合体における酸化的リン酸化によって ATP が産生される (②)。R 体 αリポ酸とビタミン B1 はピルビン酸脱水素酵素の補因子として働く (③)。ピルビン酸脱水素酵素はピルビン酸脱水素酵素キナーゼによってリン酸化されることによって活性が阻害される (④)。ジクロロ酢酸ナトリウムはピルビン酸脱水素酵素キナーゼを阻害してピルビン酸脱水素酵素を活性化する (⑤)。メトホルミンは呼吸酵素複合体 I を阻害してミトコンドリアでの活性酸素の産生を増やす (⑥)。2- デオキシ -D- グルコース (2-DG) とケトン食は解糖系を阻害する (⑦)。抗がん剤や放射線治療は活性酸素の産生を増やす (⑧)。

よって増強できます。

ドコサヘキサエン酸とプニカ酸（ザクロ種子油）は脂質過酸化を促進し、アルテスネイト、ジクロロ酢酸ナトリウム、高濃度ビタミンC点滴はがん細胞内の活性酸素とフリーラジカルの産生を増やし、酸化ストレスを高めます。ドキシサイクリンとアジスロマイシンは、ミトコンドリアの呼吸酵素鎖のタンパク質合成を阻害してATP産生を阻害します。これらを組み合わせるとがん細胞に選択的にフェロトーシスによる細胞死を誘導できます。（図71）

●鉄代謝の観点からのフェロトーシス誘導療法のまとめ

がん細胞は鉄の取り込みが多く、がん細胞内にはフリーの2価鉄（Fe^{2+}）が多く存在するというのが、がん細胞に選択的にフェロトーシスを誘導できる根拠です。したがって、がん細胞にフェロトーシスを誘導するときの中心はアルテスネイト＋5‐アミノレブリン酸（5‐ALA）＋鉄剤です。これに抗酸化力を阻害する方法と酸化ストレスを高める方法を併用すれば、フェロトーシス誘導を増強できます。（220ページ、図72）

図69、70、71、72では、フェロトーシス誘導における個々の薬剤の役割を、さまざまな観点から整理しました。この治療法は「がん細胞は鉄を多く取り込み、がん細胞内にはフリーの2価の鉄イオン（Fe^{2+}）が多く存在する」というがん細胞の特徴を利用しています。その

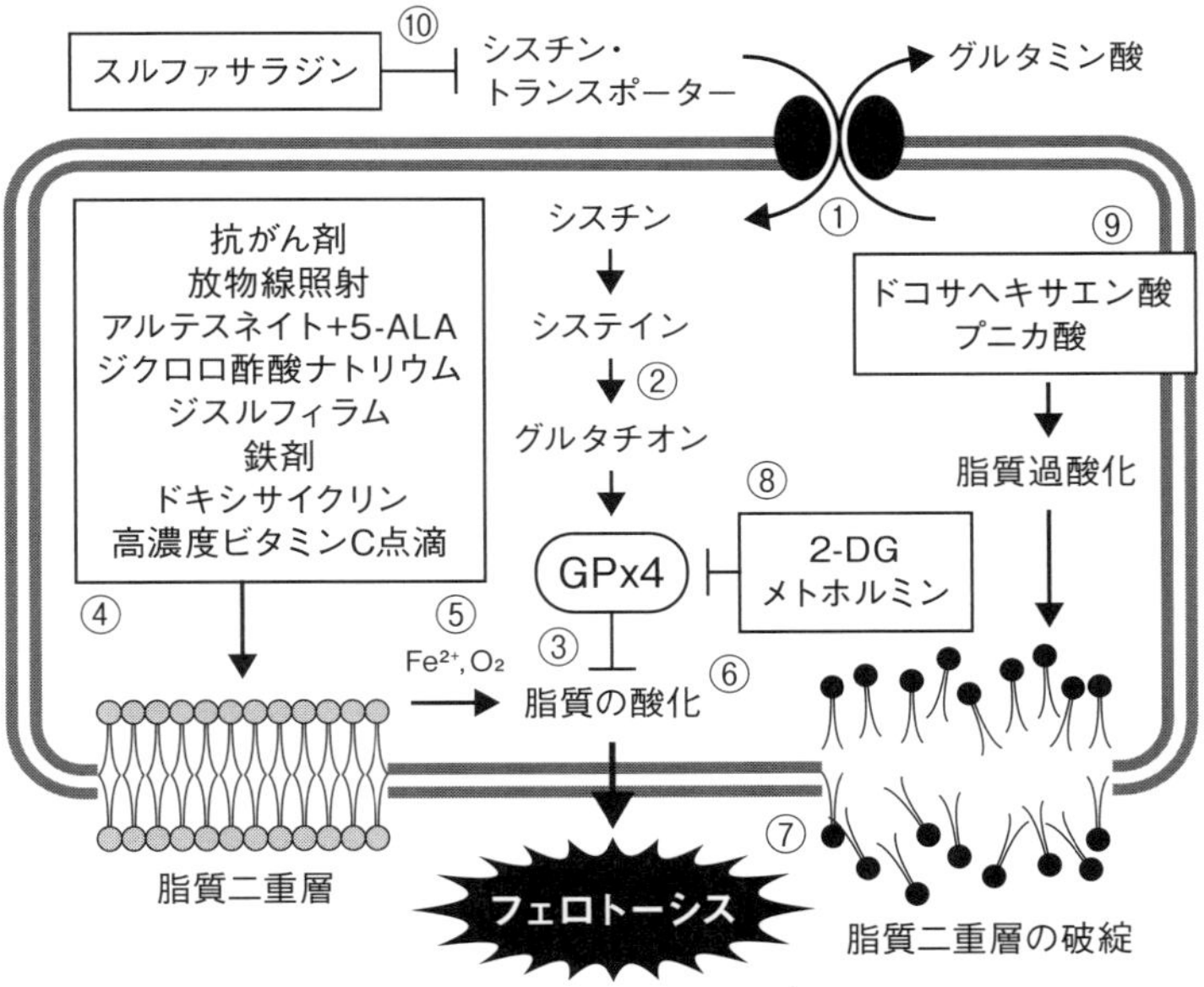

【図71】シスチン・トランスポーターは細胞外のシスチンを細胞内に輸送する（①）。シスチンはシステインに変換されてグルタチオンの合成が増える（②）。グルタチオンペルオキシダーゼ4（GPx4）はグルタチオンを使って細胞膜の脂質の酸化を防ぐ（③）。抗がん剤、放射線照射、アルテスネイト＋5-ALA（5-アミノレブリン酸）、ジクロロ酢酸ナトリウム、ジスルフィラム、鉄剤、ドキシサイクリン、高濃度ビタミンC点滴は活性酸素の産生を増やし（④）、2価の鉄イオン（Fe^{2+}）と酸素（O_2）が介在した機序で（⑤）、脂質酸化を促進し（⑥）、脂質二重層の破綻によってフェロトーシスによって死滅する（⑦）。2-デオキシ-D-グルコース（2-DG）とメトホルミンはATPとNADPHの産生を減らしてグルタチオンペルオキシダーゼ4（GPx4）の活性を低下する（⑧）。細胞膜に取り込まれたドコサヘキサエン酸とプニカ酸（ザクロ種子油）は脂質過酸化を促進する（⑨）。スルファサラジンはシスチン・トランスポーターの働きを阻害してグルタチオンの合成を阻害する（⑩）。これらを組み合わせると、がん細胞に選択的にフェロトーシスによる細胞死を誘導できる。

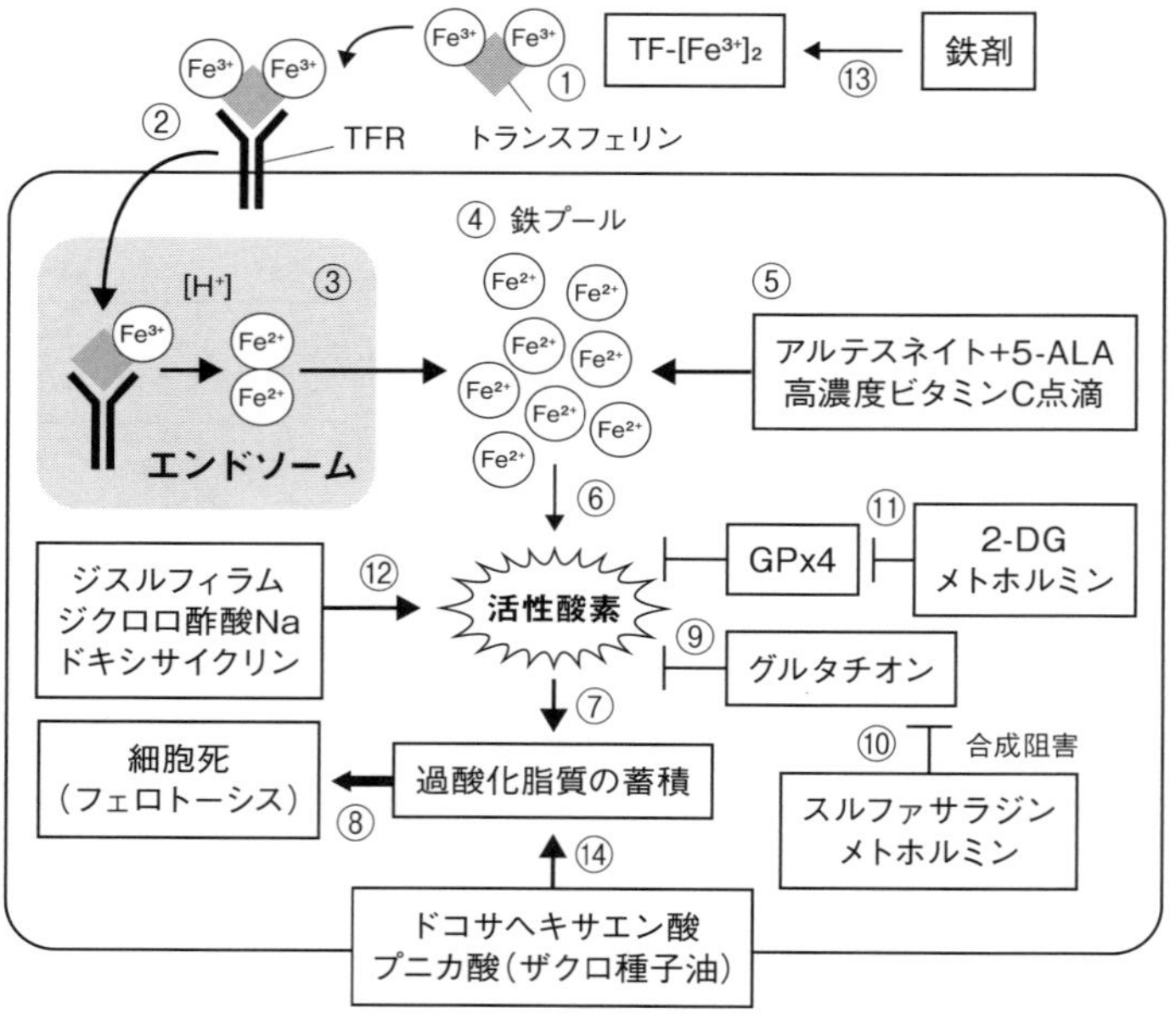

【図72】 トランスフェリン（TF）は3価の鉄イオン（Fe^{3+}）を運搬する（①）。細胞膜のトランスフェリン受容体（TFR）にTFが結合すると細胞内に取り込まれる（②）。エンドソーム内の酸性の環境で鉄イオンはTFから離れ、3価の鉄イオン（Fe^{3+}）は2価の鉄イオン（Fe^{2+}）に還元される（③）。Fe^{2+}は細胞質に移行し、さまざまな目的で使用される（④）。アルテスネイト＋5-アミノレブリン酸（5-ALA）と高濃度ビタミンC点滴（⑤）はがん細胞内のFe^{2+}と反応して活性酸素を発生させ（⑥）、過酸化脂質の蓄積を引き起こし（⑦）、フェロトーシスによる細胞死を誘導する（⑧）。がん細胞はグルタチオンやグルタチオンペルオキシダーゼ4（GPx4）の活性を高めて活性酸素を消去する（⑨）。スルファサラジンとメトホルミンはシスチン・トラスポーターの働きを抑制し、グルタチオンの合成を阻害する（⑩）。2-デオキシ-D-グルコース（2-DG）とメトホルミンはATPとNADPHの産生を減らしてGPx4の活性を低下させる（⑪）。ジスルフィラムとジクロロ酢酸ナトリウムとドキシサイクリンは活性酸素の産生を増やす（⑫）。鉄剤の投与はがん細胞内の鉄を増やしてフェロトーシスを促進する（⑬）。ドコサヘキサエン酸とプニカ酸（ザクロ種子油）は細胞膜に取り込まれ、細胞膜の脂質過酸化を促進する（⑭）。これらはがん細胞のフェロトーシス誘導において相乗効果を発揮する。

ベースになっているのは、「5-アミノレブリン酸と鉄はがん細胞に集積する」「5-アミノレブリン酸と鉄から合成されるヘムはアルテスネイトと反応して活性酸素の産生を高める」という現象です。

さらに、がん細胞は解糖系が亢進し、ミトコンドリアの酸化的リン酸化が抑制されている代謝的特徴を有し、この「ワールブルグ効果」を是正する方法（メトホルミン、2-デオキシ-D-グルコース、ジクロロ酢酸ナトリウム、ケトン食など）は、さまざまなメカニズムでがん細胞の酸化ストレスを高め、フェロトーシスを増強します。「ミトコンドリアを活性化するとがん細胞は死滅する」というのが、ワールブルグ効果の是正をターゲットにしたがん治療の基本原理です。

がん細胞内で活性酸素の産生を増やす方法に加えて、抗酸化システムを阻害する方法を併用すれば、がん細胞の酸化ストレスを高めて自滅させることが可能になります。「がん細胞を劇的に崩壊させる」ことも可能になります。

この治療法で使用する薬やサプリメントによる副作用は軽微です。しかし、がん細胞の急激で大量の細胞死によって、高尿酸血症、高カリウム血症、代謝性アシドーシス、腎不全などの症状が現れることが稀にあります。これを腫瘍融解《しゅようゆうかい》症候群といいます。腫瘍融解症候群は悪性リンパ腫や白血病や脳腫瘍でみられやすいので、これらの腫瘍の場合は特に注意が必要です。低用量から開始し、副作用の状況をみながら少しづつ増量する方法が推奨されます。

●フェロトーシス誘導療法の今後の展望

本書で紹介した方法以外にも、がん細胞にフェロトーシス誘導を促進する方法はまだ多数あります。たとえば、大麻合法成分でさまざまなメカニズムで抗がん作用を発揮するカンナビジオールががん細胞の酸化ストレスを増強してフェロトーシスを促進することが報告されています。（巻末参考文献42）

本書では既存の医薬品やサプリメントを用いたフェロトーシス誘導の方法を紹介しましたが、同様の作用で活性の高い新薬が開発されれば、それを利用することによってフェロトーシス誘導の効果を高めることが可能になります。がんのフェロトーシス誘導療法は、新薬が開発されてさらに進化し、有望ながん治療法となることが期待できます。

通常の抗がん剤治療は、正常細胞に強いダメージを与えることによって、老化を促進し、寿命を短縮する可能性があります。一方、フェロトーシス誘導療法は、正常細胞へのダメージが少なく、体の老化を抑制する効果も指摘されています。それは、体内の老化細胞を除去する方法としてフェロトーシス誘導が注目されているからです。

老化細胞は増殖を停止した細胞です。老化細胞が組織に蓄積すると、周りの正常細胞にさ

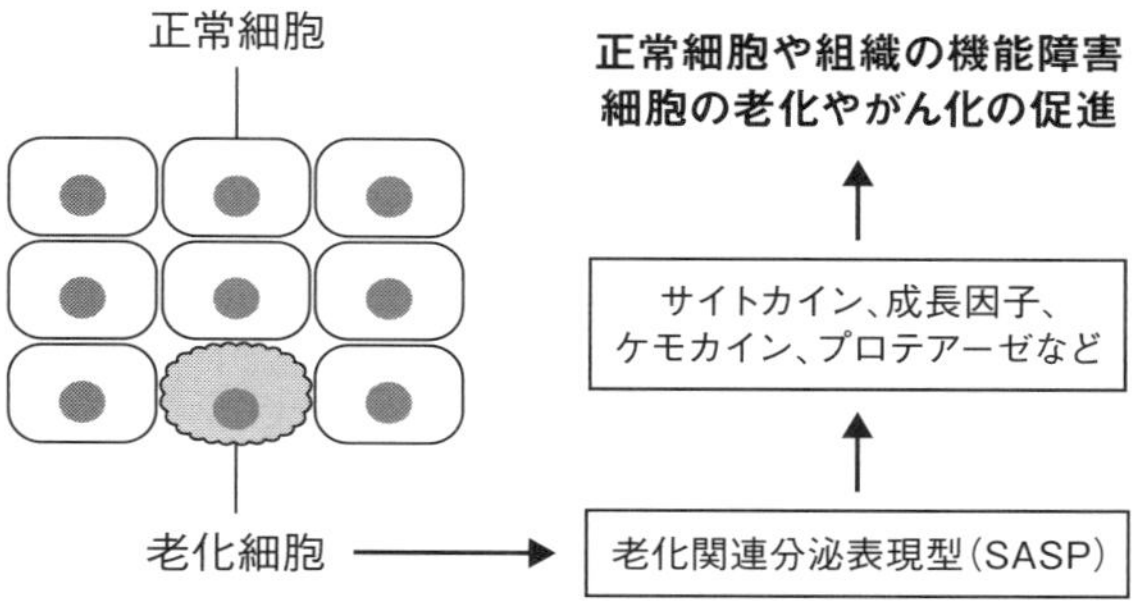

【図73】加齢とともに正常組織の中に増殖を停止した老化細胞が出現する。老化細胞は老化関連分泌表現型（senescence-associated secretory phenotype :SASP）と呼ばれる様々な因子（サイトカイン、成長因子、ケモカイン、プロテアーゼなど）を産生して、周りの正常細胞や組織の機能を障害し、さらに細胞の老化やがん化を促進する。

まざまな悪影響を及ぼすことが知られています。老化細胞はサイトカイン、成長因子、ケモカイン、プロテアーゼなどの多くの成分を分泌しています。これらの因子は老化関連分泌表現型（senescence-associated secretory phenotype：SASP）と呼ばれ、老化細胞の周囲の組織に炎症や機能障害を引き起こす可能性があります。つまり、老化細胞が蓄積すると老化関連分泌表現型の産生によって、その組織の機能が障害され、細胞の老化やがん化を促進します。（図73）

さて、本書ではがん細胞に鉄が蓄積する理由は何回も説明しました。さらに、老化した細胞も鉄が蓄積することが知られています。細胞機能の低下による鉄代謝の乱れや、リサイクル機能の低下による鉄の蓄積などさまざ

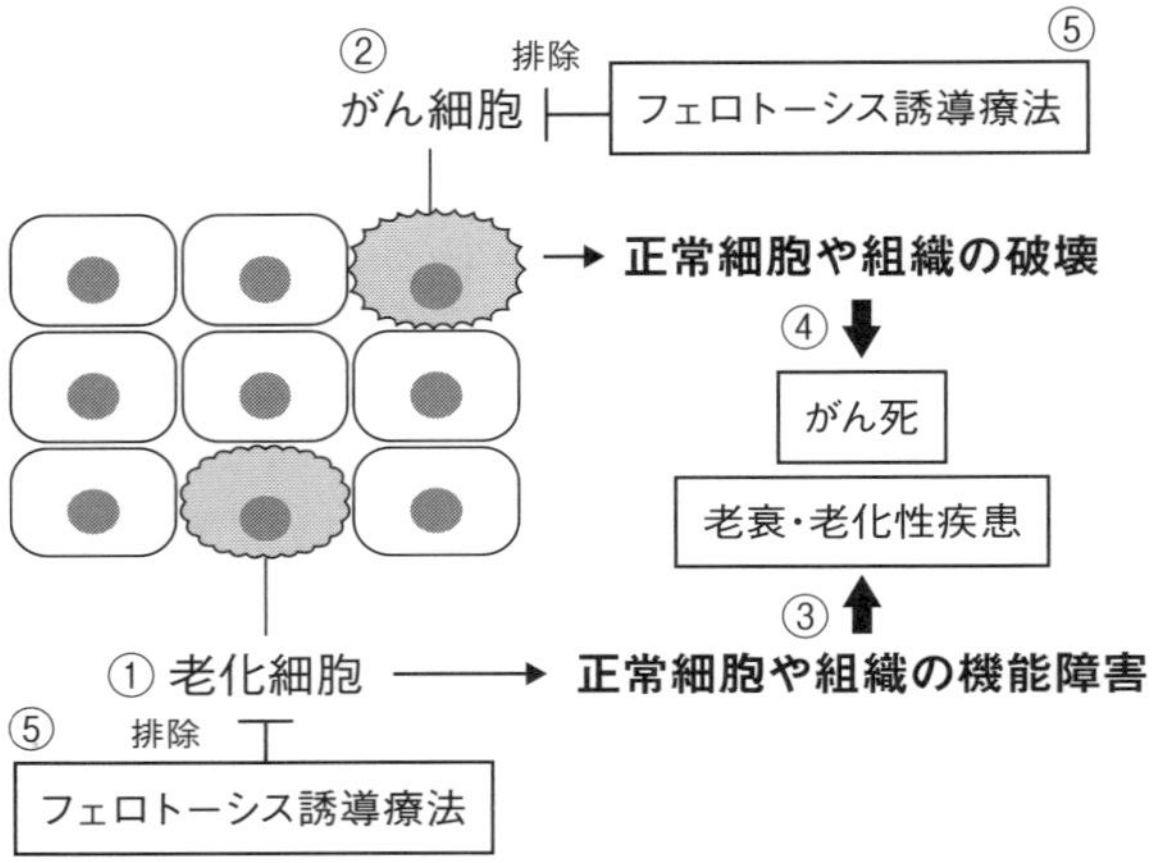

【図74】加齢とともに、正常組織の中に老化細胞（①）とがん細胞（②）が出現し、増えてくる。老化細胞は組織や臓器の機能を低下させ、老衰や老化性疾患を引き起こす（③）。がん細胞は組織や臓器を破壊し、個体の死滅（がん死）を引き起こす（④）。老化細胞とがん細胞は細胞内に鉄を蓄積するので、フェロトーシス誘導療法によって排除できる可能性がある（⑤）。

まなメカニズムが関与しています。加齢に伴う鉄蓄積は昆虫からヒトに至る多くの動物種のさまざまな組織で認められており、かなり一般化できる現象と考えられています。

老化細胞は増殖を止めていますが、細胞死も抑制されていて、老化関連分泌表現型（SASP）を産生し続けるので、周囲の正常細胞に悪影響を及ぼします。そこで、老化細胞に細胞死を誘導して老化細胞を除去する方法の研究が抗老化医療の分野で行われています。

そのような老化細胞を除去する方法の一つとして、老化細胞に鉄が蓄積することを利用してフェロトーシスによって老化細胞を除去する方法が注目されています。

老化細胞は、通常の細胞よりも酸化ストレスに対して脆弱であり、フェロトーシスにより選択的に除去することが可能という報告があります。アルテミシニン誘導体のジヒドロアルテミシニンが、フェロトーシスを誘導する機序で老化細胞を除去することが報告されています。（巻末参考文献43）

以上のように、フェロトーシス誘導療法はがん細胞だけでなく老化細胞を除去できる可能性があり、「寿命を延ばすがん治療法」となる可能性を秘めているといえます。（図74）

おわりに

フェロトーシスという用語は２０１２年に提案され、鉄介在性の過酸化脂質の蓄積による細胞死として定義されました。

しかし、鉄介在性に活性酸素を産生してがん細胞を死滅する方法は、フェロトーシスが定義される10年以上前から注目され、がん治療法として実践されていました。

それがマラリア治療薬のアルテスネイトを使ったがん治療法です。

その後、ジクロロ酢酸ナトリウム、メトホルミン、２‐デオキシ‐Ｄ‐グルコース、ジスルフィラム、ケトン食など、がん細胞の代謝異常の特徴であるワールブルグ効果をターゲットにした治療法が報告されてきました。

これらの治療法も、がん細胞に活性酸素の産生を高め、酸化ストレスによって細胞傷害を与えることが抗がん作用の主なメカニズムです。アルテスネイトのフェロトーシス誘導を増強でき、併用することによって相乗効果が得られます。

さらに、脂質過酸化を促進する多価不飽和脂肪酸のドコサヘキサエン酸や共役リノレン酸のプニカ酸、がん細胞内のグルタチオンを枯渇するスルファサラジンや高濃度ビタミンC点滴など、がん細胞のフェロトーシスを増強する方法が提案されています。

最近では、ミトコンドリアの機能を高める機序で抗老化のサプリメントとして人気の高い5-アミノレブリン酸が、がん細胞のフェロトーシス誘導を促進することが明らかになっています。ミトコンドリアの活性化は、正常細胞に対しては細胞機能を高め、がん細胞に対しては酸化ストレスを高め、フェロトーシスを誘導するからです。

私は、これらの複数のメカニズムを組み合わせ、がん細胞に選択的にフェロトーシスを誘導する治療を10年以上前から実践しています。

フェロトーシス誘導治療の有効性を、身をもって多くの患者さんで経験してきました。しかも、副作用はほとんどありません。きわめて安全性の高いがん治療法なのです。最近では、フェロトーシス誘導療法は老化細胞を除去する方法として、抗老化医療の分野でも注目されています。

フェロトーシス誘導剤が有望ながん治療薬となることは、多くのがん研究者が認めています。製薬会社は利益を得られる新薬を開発しています。しかし、高額な新薬を待たなくても、すでに使用できる安価な医薬品やサプリメントなどを組み合わせれば「がん細胞のフェロトーシス誘導」は実践できます。

フェロトーシス誘導剤の新薬が使えるようになっても、本書で解説した治療法の併用は役立つはずです。フェロトーシス誘導には複数のメカニズムが関与しており、それらを組み合わせることによって効果を増強できるからです。

医者から匙を投げられても、まだ試してみる価値のある治療法があることを、多くの進行がんの患者さんに知ってもらいたいと願っています。

２０２４年10月　著者記す

巻末参考文献

1. Oxidants, antioxidant and the current incurability of metastatic cancers. Open Biol. 2013 Jan 8;3(1):120144
2. Repurposing Artemisinin and its Derivatives as Anticancer Drugs: A Chance or Challenge? Front Pharmacol. 2021; 12: 828856.
3. Antimalarial Drugs Enhance the Cytotoxicity of 5-Aminolevulinic Acid-Based Photodynamic Therapy against the Mammary Tumor Cells of Mice In Vitro.Molecules. 2019 Oct 29; 24(21): 3891.
4. Heme activates artemisinin more efficiently than hemin, inorganic iron, or hemoglobin. Bioorg Med Chem. 2008 Aug 15;16(16):7853-61.
5. The Role of Heme and the Mitochondrion in the Chemical and Molecular Mechanisms of Mammalian Cell Death Induced by the Artemisinin Antimalarials.J Biol Chem. 2011 Jan 14; 286(2): 987–996.
6. Antitumor Effect of 5-Aminolevulinic Acid Through Ferroptosis in Esophageal Squamous Cell Carcinoma. Ann Surg Oncol. 2021 Jul;28(7):3996-4006.
7. 5-Aminolevulinic acid overcomes hypoxia-induced radiation resistance by enhancing mitochondrial reactive oxygen species production in prostate cancer cells. Br J Cancer. 2022 Jul;127(2):350-363.
8. Sodium ferrous citrate and 5-aminolevulinic acid improve type 2 diabetes by maintaining muscle and mitochondrial health.Obesity (Silver Spring). 2023 Apr;31(4):1038-1049.
9. 5-Aminolevulinic acid and sodium ferrous citrate ameliorate muscle aging and extend healthspan in Drosophila. FEBS Open Bio. 2022 Jan;12(1):295-305.
10. 5-aminolevulinic acid and sodium ferrous citrate decreased cell viability of gastric cancer cells by enhanced ROS generation through improving COX activity. Photodiagnosis Photodyn Ther. 2022 Dec:40:103055.
11. Mechanistic Investigation of the Specific Anticancer Property of Artemisinin and Its Combination with Aminolevulinic Acid for Enhanced Anticolorectal Cancer Activity. ACS Cent Sci. 2017 Jul 26;3(7):743-750.
12. Serum lactate dehydrogenase and survival following cancer diagnosis. Br J Cancer. 2015 Nov 3; 113(9):1389-96.
13. Prognostic role of lactate dehydrogenase in solid tumors: a systematic review and meta-analysis of 76 studies. Acta Oncol. 2015 Jul;54(7):961-70.
14. Warburg efefct in chemosensitivity: Targeting lactate dehydrogenase-A re-sensitizes Taxol-resistant cancer cells to Taxol. Molecular Cancer 9:33, 2010

15. Inhibition of lactate dehydrogenase A induces oxidative stress and inhibits tumor progression.PNAS 107(5):2037-2042, 2010
16. 5-ALA Is a Potent Lactate Dehydrogenase Inhibitor but Not a Substrate: Implications for Cell Glycolysis and New Avenues in 5-ALA-Mediated Anticancer Action. Cancers (Basel). 2022 Aug; 14(16): 4003.
17. A phase I dose-escalation trial of 2-deoxy-D-glucose alone or combined with docetaxel in patients with advanced solid tumors. Cancer Chemother Pharmacol. 2013 Feb;71(2):523-30.
18. Combination of glycolysis inhibition with chemotherapy results in an antitumor immune response. Proc Natl Acad Sci U S A. 2012 Dec 4; 109(49): 20071–20076.
19. Chronic ingestion of 2-deoxy-D-glucose induces cardiac vacuolization and increases mortality in rats. Toxicol Appl Pharmacol. 2010 Mar 15;243(3):332-9.
20. Dual inhibition of tumor energy pathway by 2-deoxyglucose and metformin is effective against a broad spectrum of preclinical cancer models. Mol Cancer Ther. 2011 Dec;10(12):2350-62.
21. Dichloroacetate (DCA) as a potential metabolic-targeting therapy for cancer. Br J Cancer. 2008 Oct 7;99(7):989-94.
22. Mitochondrial activation by inhibition of PDKII suppresses HIF1a signaling and angiogenesis in cancer. Oncogene. 2013 Mar 28;32(13):1638-50.
23. Metabolic reprogramming by Dichloroacetic acid potentiates photodynamic therapy of human breast adenocarcinoma MCF-7 cells. PLoS One. 2018 Oct 23;13(10):e0206182.
24. Improving outcome of chemotherapy of metastatic breast cancer by docosahexaenoic acid: a phase II trial. Br J Cancer. 2009 Dec 15;101(12):1978-85.
25. Effects of Omega-3 Supplementation on Ki-67 and VEGF Expression Levels and Clinical Outcomes of Locally Advanced Breast Cancer Patients Treated with Neoadjuvant CAF Chemotherapy: A Randomized Controlled Trial Report. Asian Pac J Cancer Prev. 2019 Mar 26;20(3):911-916.
26. Docosahexaenoic acid: a natural powerful adjuvant that improves efficacy for anticancer treatment with no adverse effects. Biofactors. 2011 Nov-Dec;37(6):399-412.
27. Supplementation with fish oil increases first-line chemotherapy efficacy in patients with advanced nonsmall cell lung cancer. Cancer. 2011 Aug 15;117(16):3774-80
28. Punicic Acid Triggers Ferroptotic Cell Death in Carcinoma Cells. Nutrients. 2021 Aug 10;13(8):2751.

29. Vitamin C selectively kills KRAS and BRAF mutant colorectal cancer cells by targeting GAPDH .Science. 2015 Dec 11; 350(6266): 1391–1396.
30. High-throughput chemical screens identify disulfiram as an inhibitor of human glioblastoma stem cells. Oncotarget. 2012 Oct;3(10):1124-36.
31. Alcohol-abuse drug disulfiram targets cancer via p97 segregase adaptor NPL4. Nature. 2017 Dec 14;552(7684):194-199.
32. Induction of autophagy-dependent apoptosis in cancer cells through activation of ER stress: an uncovered anti-cancer mechanism by anti-alcoholism drug disulfiram.Am J Cancer Res. 2019 Jun 1;9(6):1266-1281.
33. Docosahexaenoic acid and disulfiram act in concert to kill cancer cells: a mutual enhancement of their anticancer actions. Oncotarget. 2017 Mar 14;8(11):17908-17920.
34. Induction of Mitochondrial Dysfunction and Oxidative Damage by Antibiotic Drug DoxycyclineEnhances the Responsiveness of Glioblastoma to Chemotherapy. Med Sci Monit. 2017 Aug 26;23:4117-4125.
35. Doxycycline inhibits the cancer stem cell phenotype and epithelial-to-mesenchymal transition in breast cancer. Cell Cycle. 2017 Apr 18;16(8):737-745.
36. Doxycycline, Azithromycin and Vitamin C (DAV): A potent combination therapy for targeting mitochondria and eradicating cancer stem cells (CSCs). Aging (Albany NY). 2019 Apr 19;11(8):2202-2216.
37. Doxycycline, an Inhibitor of Mitochondrial Biogenesis, Effectively Reduces Cancer Stem Cells (CSCs) in Early Breast Cancer Patients: A Clinical Pilot Study. Front Oncol. 2018 Oct 12;8:452.
38. Inhibition of lung adenocarcinoma by combinations of sulfasalazine (SAS) and disulfiram-copper (DSF-Cu) in cell line models and mice. Carcinogenesis. 2023 Jun 24;44(4):291-303.
39. Metformin induces Ferroptosis by inhibiting UFMylation of SLC7A11 in breast cancer. J Exp Clin Cancer Res. 2021 Jun 23;40(1):206.
40. β-hydroxybutyrate as an Anti-Aging Metabolite. Nutrients. 2021 Sep 28;13(10):3420.
41. β-Hydroxybutyrate suppresses colorectal cancer. Nature. 2022 May;605(7908):160-165.
42. Cannabidiol induces ERK activation and ROS production to promote autophagy and ferroptosis in glioblastoma cells. Chem Biol Interact. 2024 May 1:394:110995.
43. Dihydroartemisinin eliminates senescent cells by promoting autophagy-dependent ferroptosis via AMPK/mTOR signaling pathway. Cell Biol Int. 2024 May;48(5):726-736.

著者紹介
福田一典（ふくだ・かずのり）
1953年福岡県生まれ。1978年熊本大学医学部卒業。熊本大学医学部（外科）、久留米大学医学部（病理学）、北海道大学医学部（生化学）、米国バーモント（Vermont）大学医学部（生化学）にてがんの臨床や基礎研究を行う。1992年から株式会社ツムラ中央研究所にて漢方薬理の研究、1995年から国立がんセンター研究所にてがん予防の研究を行う。1998年から岐阜大学医学部東洋医学講座にて、東洋医学の臨床および研究や教育に従事。2002年5月に銀座東京クリニックを開設し、がんの漢方治療と補完・代替医療を実践している。
著書に『からだにやさしい漢方がん治療』（主婦の友社、2001年）、『あぶない抗がんサプリメント』（三一書房、2008年）、『ブドウ糖を絶てばがん細胞は死滅する！』（彩図社、2013年）、『がんに効く食事　がんを悪くする食事』（彩図社、2013年）、『健康になりたければ糖質をやめなさい』（彩図社、2014年）、『ミトコンドリアを活性化するとがん細胞は自滅する』（彩図社、2017年）、『がんとの共存を目指す漢方がん治療』（ルネッサンス・アイ、2017年）、『クエン酸ががんを消す』（彩図社、2019年）、『ミトコンドリア革命』（アメージング出版、2021年）、『重曹ががんを消す！』（NextPublishing Authors Press、2022年）、『油を変えればがんは消える！』（日本橋出版、2022年）、『がんをやっつける40℃スープ』（自由国民社、2023年）、『がんに勝つ福田式ケトン食スープ』（河出書房新社、2023年）などがある。

がん消滅～今あるがんが崩壊するフェロトーシス誘導療法～

2024年11月20日　第1刷

著　者　福田一典
発行人　山田有司
発行所　株式会社　彩図社
東京都豊島区南大塚 3-24-4
MTビル　〒170-0005
TEL：03-5985-8213　FAX：03-5985-8224
印刷所　シナノ印刷株式会社
URL https://www.saiz.co.jp https://x.com/saiz_sha

ISBN978-4-8013-0744-5 C0047